ICU 后综合征
干预及康复关键技术

主　编　江智霞

副主编　胡汝均　袁晓丽

人民卫生出版社
·北京·

图书在版编目（CIP）数据

ICU 后综合征干预及康复关键技术 / 江智霞主编 . —
北京：人民卫生出版社，2024.8（2025.4重印）
ISBN 978-7-117-36367-9

Ⅰ.①I⋯　Ⅱ.①江⋯　Ⅲ.①险症 －综合征 －急救②
险症 －综合征 －康复　Ⅳ.①R459.7

中国国家版本馆 CIP 数据核字（2024）第 111221 号

人卫智网	www.ipmph.com	医学教育、学术、考试、健康， 购书智慧智能综合服务平台
人卫官网	www.pmph.com	人卫官方资讯发布平台

ICU 后综合征干预及康复关键技术
ICU Hou Zonghezheng Ganyu ji Kangfu Guanjian Jishu

主　　编：江智霞
出版发行：人民卫生出版社（中继线 010-59780011）
地　　址：北京市朝阳区潘家园南里 19 号
邮　　编：100021
E - mail：pmph @ pmph.com
购书热线：010-59787592　010-59787584　010-65264830
印　　刷：北京瑞禾彩色印刷有限公司
经　　销：新华书店
开　　本：710×1000　1/16　印张：8
字　　数：143 千字
版　　次：2024 年 8 月第 1 版
印　　次：2025 年 4 月第 2 次印刷
标准书号：ISBN 978-7-117-36367-9
定　　价：60.00 元

打击盗版举报电话：**010-59787491**　**E-mail：WQ @ pmph.com**
质量问题联系电话：**010-59787234**　**E-mail：zhiliang @ pmph.com**
数字融合服务电话：**4001118166**　**E-mail：zengzhi @ pmph.com**

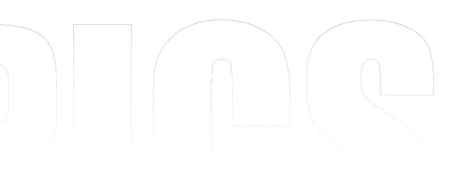

编　者（按姓氏笔画排序）

江智霞　（贵州护理职业技术学院）

李　元　（遵义医科大学附属医院）

李晓娟　（遵义医科大学附属医院）

杨晓玲　（贵州护理职业技术学院）

岑遗芳　（遵义医科大学附属医院）

张加碧　（贵州茅台医院）

陈　芳　（遵义医科大学附属医院）

邵　星　（遵义医科大学附属医院）

周家梅　（遵义医科大学附属医院）

胡汝均　（遵义医科大学附属医院）

袁晓丽　（遵义医科大学附属医院）

黎张双子　（贵州医科大学附属医院）

秘　书

何曼曼　（遵义医科大学附属医院）

徐克佩　（贵州护理职业技术学院）

韩露露　（贵州护理职业技术学院）

视频拍摄

王　勇　刘　兴　李丝静　吴春兰

何曼曼　欧阳伦　罗　娟　贺小霞

前　言

在医学长河中,重症监护病房(ICU)的建立和发展,标志着我们对抗疾病威胁生命能力的飞跃。随着救治成功率的提高,我们逐渐意识到,ICU患者的生存挑战并未随着出院而结束。ICU后综合征(PICS)这一概念应运而生,它涵盖了患者在生理、心理和认知方面的一系列长期问题,这不仅是一项医学挑战,更是关乎患者长期生活质量和社会医疗资源分配的重大议题。

《ICU后综合征干预及康复关键技术》的编写,源自我们对这一现实挑战的深刻洞察。本书汇聚了重症医学、护理学、康复医学、心理学等多个学科的专家学者之力,全面梳理ICU后综合征的相关知识,并提供一系列科学、实用的干预及康复策略,以期改善患者的预后,减轻家庭和社会的负担。

全书共分为四个章节。第一章"ICU后综合征概述"旨在为读者提供一个全面的视角,理解PICS的内涵、影响及其在现代医学中的地位。第二章"ICU后综合征的评估和识别"则着重于评估工具和方法的介绍,强调准确评估在个性化治疗中的核心作用。第三章"ICU后综合征的早期预防"探讨了预防措施的重要性,提出了一系列基于循证医学的预防策略。最后一章"ICU后综合征的康复关键技术"则汇集了当前最前沿的康复技术和方法,从物理治疗到心理干预,从药物治疗到家庭护理,为患者的全面康复提供了实践指导。

在本书的编写过程中,我们始终坚持科学性、先进性、实践性和简约性的原则,力求使内容既符合医学研究的最新进展,又能为临床实践提供切实可行的指导。本书旨在为重症相关医护人员及康复人员提供参考,也可作为教育、科研和临床工作的广大护理人员的宝贵资料。我们相信,本书的推出和应用将为ICU后综合征患者带来更大的希望和更优质的生活质量。

在此,由衷感谢所有参与本书编写的作者和专家,他们的智慧和经验是本书能够问世的基石,特别感谢刘竹、李秀毛、吴华炼、张芳、张霞、陈桂芳、罗倩、钟明利、胥露、徐晓君、辜甜田、游琳琳等在本书编写中提供的支持和帮助。同时,也感谢人民卫生出版社的支持和努力,使得本书得以顺利出版。最后,我要感谢每一位读者,是你们对知识的渴望和对患者福祉的关注,赋予了本书生命和意义。编写过程中难免有疏漏,我们期待听到您的宝贵意见,以助本书日臻完善。

　　愿本书能成为广大医护人员、患者及其家庭的良师益友,共同为提高 ICU 后综合征患者的康复水平而努力。

江智霞

2024 年 4 月

目　录

第一章
ICU 后综合征概述

第一节 ICU 后综合征的产生背景

重症监护是对危重患者进行严密监护并提供多器官功能支持的一个医学专科，其伴随着现代医学的发展而诞生。重症监护病房（intensive care unit, ICU）是危重患者治疗、监护与护理的重要场所，是医院集中监护和救治重症患者的专业科室。ICU 收治的患者病情重且复杂，病情变化快，随时可能有生命危险。ICU 生命支持技术水平直接反映医院的综合救治能力，体现医院整体医疗实力，是现代化医院的重要标志。

20 世纪 30 年代，第二次世界大战时期，为应对大量危重创伤患者救治的需要，欧洲战场建立了专为严重创伤患者进行救治的病区。随后，1949—1952 年，北欧发生脊髓灰质炎，大量患者出现肌无力和严重的呼吸衰竭，病死率为 85%~90%，铁肺供不应求。借鉴二战时的救护形式，把这些患者集中到同一个病区救治，采用气囊面罩对气管切开患者进行手动辅助通气，患者病死率降至 40%，这是 ICU 产生的雏形，同时也让医务人员意识到 ICU 监护的重要性。1953 年 12 月，正式成立重症监护专科。1959 年，Max Harry Weil 博士在南加州大学医学中心开设了 4 张床位的休克病房，这是美国第一个 ICU，集中收治严重休克的患者。然后，这种针对危重病急救的有效组织形式被引入欧美，各地医院纷纷开设 ICU 来监护危重患者。20 世纪 70 年代，美国正式成立了危重症医学会。与欧美国家相比，亚洲国家和地区的 ICU 发展较晚。我国首个 ICU 于 1982 年由陈德昌教授在北京协和医院成立。1990 年以后，我国一些大型综合性医院相继建立 ICU。

在过去几十年里，重症监护的规模不断壮大。在美国，2000—2009 年间，ICU

病床数量增加了 15%；2000—2005 年间，重症监护费用增加了 44.2%。此外，重症监护技术水平不断提高，在心血管监护、呼吸监护、脑功能监护、肾脏功能监护等方面取得了有目共睹的成绩。

随着重症医学的发展和医疗技术水平的进步，ICU 患者短期病死率明显降低，转出率不断升高。在美国，每年有数以百万计的患者从重病中存活下来。据报道，我国 ICU 患者转出率为 60%~70%。随着 ICU 转出患者这一群体数量的增加，其后期的身心健康和长期结局日益受到关注。研究者们发现，越来越多的 ICU 转出患者面临各种长期后遗症，这对患者和家属而言，比仅仅是生存更为重要。

2010 年美国危重症学会（Society of Critical Care Medicine，SCCM）率先提出"ICU 后综合征（post-intensive care syndrome，PICS）"这一术语，旨在提高医护人员对 ICU 转出患者身心健康的重视。值得注意的是，ICU 后综合征不是医学诊断，而是一个提高对 ICU 后损伤教育和认识的概念。

第二节 ICU 后综合征的定义及临床表现

一、定义

2010 年 SCCM 在全球危重症会议中将 PICS 的概念描述为：危重疾病后在认知、心理、生理健康方面新出现或加重的损害，且在急性住院治疗后长期存在。该概念包括患者和家属两方面（图 1-1），即患者 PICS 和家属 PICS（post-intensive care syndrome family，PICS-F）。随后，有学者提出儿科 ICU 后综合征（post-intensive care syndrome in paediatrics，PICS-p）这一概念框架。PICS-p 是指患儿转出儿科 ICU 后在生理、心理、认知和 / 或社会功能方面新出现或加重的损害。

近年来，PICS 的概念不断扩展。2020 年，Yuan 等根据概念分析法对 PICS 进行了概念分析，将 PICS 的定义分为 6 个方面：①新的或恶化的多方面损伤，这些症状不但与 ICU 治疗有关，而且在出院后仍持续较长时间；②生理功能障碍，主要表现有生活自理能力下降、疲劳、肌无力等，另有患者在出院后体重明显下降；③心理障碍，焦虑、抑郁、创伤后应激障碍；④认知障碍，表现为记忆受损、执行功能差、语言能力减弱、注意力不集中和痴呆症恶化；⑤重返社会障碍，指人际关系、自我认知、观念的改变以及失业等社会问题;⑥出院后持续存在的多方面症状,随时间的推移仍持续存在的 PICS 症状。

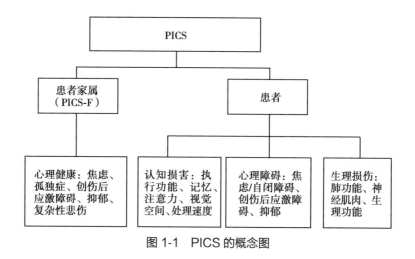

图 1-1 PICS 的概念图

二、临床表现

PICS 并非单一症状,而是一类症状群。PICS 的临床表现复杂多样,不同症状间可相互影响。

(一) PICS 的临床表现

1. 生理障碍 ICU 转出患者会出现各种生理功能障碍症状,如日常生活能力减弱、虚弱、慢性疲劳、食欲缺乏、肌肉萎缩、体重减轻、贫血、睡眠障碍、疼痛、脱发等。

ICU 后生理功能障碍与 ICU 期间的特殊治疗、用药等有关。如 ICU 住院期间使用骨髓毒性药物,抑制了红细胞的生成,使患者容易出现贫血;ICU 期间人工气道的建立会使患者后期出现吞咽困难,最终无法正常经口进食,进一步引起肠黏膜萎缩;ICU 内长时间的卧床与制动会导致蛋白质丢失,严重影响患者健康。在转出 ICU 后的 1 周内,76% 的患者表现出日常生活活动能力重度障碍,仅 3% 的患者能够完全独立;患者转出 ICU 后第 2 周、第 2 个月和第 4 个月,发生率最高的四大症状分别是疲劳、虚弱、睡眠紊乱和疼痛。有系统综述报道,在接受重症监护后的 1 年内,患者在身体功能和结构、活动限制、参与限制三方面都出现了损伤,具体包括肺功能下降、呼吸和肢体肌肉力量减弱、6 分钟步行测试距离减少、执行日常生活活动和工具性日常生活活动能力下降,以及驾驶和进行有偿工作的能力下降。

ICU 转出患者常见的生理障碍是 ICU 获得性衰弱（ICU acquired weakness, ICU-AW）。它是指患者入住 ICU 期间发生的并排除由于急性疾病及治疗引起的全身性肌无力，包括危重症肌病、危重症多神经病、危重症多神经肌病和肌肉松弛。临床表现为脱机困难、轻瘫或四肢瘫痪、反射减少。其发生率为 25%~100%。ICU-AW 可增加患者住院期间和转出 ICU 后的死亡风险、四肢偏瘫或截瘫风险，甚至导致终身残疾。目前，ICU-AW 的发生发展机制尚不清楚，可能与神经、肌肉纤维结构或功能改变有关。

2. 认知障碍　ICU 后认知障碍是指重症患者转出 ICU 后新出现或急性加重的认知功能受损，表现为注意力、记忆力、逻辑思维、执行能力等方面的功能下降。大约三分之一的 ICU 转出患者出院后出现中度至重度认知障碍。ICU 后认知障碍可持续数月至数年，严重影响患者的生活质量。ICU 患者常见的急性认知功能障碍主要表现为谵妄，尤其是接受呼吸机辅助呼吸的患者，谵妄发生率更高。谵妄是一种以兴奋性增高为主的高级神经中枢急性功能失调状态，主要表现为对客观环境的认识能力及反应能力下降，注意涣散、定向障碍、言语增多、有错觉及幻觉，多见于老年危重症患者。ICU 期间发生谵妄与患者转出 ICU 后发生的认知障碍相关，且谵妄会增加 ICU 成年患者的病死率、延长 ICU 入住时间和总住院时间。

3. 心理障碍　ICU 后心理障碍包括焦虑、抑郁和 / 或创伤后应激障碍（post traumatic stress disorder, PTSD），且这些症状常相伴发生，称为 ICU 后心理障碍共病状态。

PTSD 又叫延迟性心因性反应，是指对创伤等严重应激因素的一种异常的精神反应，是由于受到异乎寻常的威胁性、灾难性心理创伤，导致延迟出现和长期持续的心理障碍。PTSD 是一种创伤后心理失平衡状态，最常见的临床表现是再度体验创伤，存在幻觉、错觉或妄想。焦虑是人们感受到威胁或预期要发生不良后果时产生的情绪体验，是临床患者最常见的情绪反应。ICU 转出患者最常见的焦虑症状包括过度担忧、易激惹性、躁动和疲劳。抑郁是一种由现实的或预期的丧失而引起的消极情绪，以情绪低落为特征。ICU 转出患者的抑郁症状表现为疲劳、兴趣丧失、食欲较差、绝望感和失眠。文献报道，患者转出 ICU 后 3 个月抑郁的发生率为 46%；转出后 1 年焦虑的发生率为 62%。

（二）PICS-F 的临床表现

1. 生理障碍　家属的生理障碍主要表现为中重度睡眠障碍和疲劳感。可能伴随出现易激惹、抑郁、注意力、免疫力、决策力及护理患者能力下降的表现。睡眠障碍可以独立存在，也可能是任何一种心理障碍作用后的结果。家属在患者入住

ICU 后,失眠是其最早出现的症状之一,而睡眠质量低下可能会导致家属的注意力下降和免疫功能受损,出现进行性疲乏。

2. 心理障碍 焦虑、抑郁、PTSD 和急性应激障碍(acute stress disorder,ASD)等症状是 PICS-F 心理障碍的主要表现,其中焦虑、抑郁症状最常见。ICU 转出患者家属焦虑的发生率为 21%~56%,抑郁发生率为 8%~42%。且即使患者转出 ICU 后其家属焦虑、抑郁等症状仍可长期存在。

第三节 ICU 后综合征的流行病学特点

由于研究人群、随访时间和评估方法不同,科学文献中报道的 PICS 发生率差异很大。但总体而言,PICS 的发生率处于较高水平。国内研究报道,患者转出 ICU 后 PICS 的发生率为 24.8%~85%。国外报道的 PICS 发生率为 32.9%~98.6%。

一、PICS 各症状的发生率

(一) 认知障碍

17%~78% 的 ICU 患者在出院后出现不同程度的认知功能损害,持续时间达 6 个月~9 年。患者转出 ICU 后的 1 年内、1~4 年、5 年及以上 ICU 后认知损害发生率分别为 43.30%、34.21%、20.22%。随着时间推移,认知障碍会得到改善,但仍有一部分患者的认知水平不能恢复到入住 ICU 前。

(二) 心理障碍

ICU 后心理功能障碍发生率为 12.07%~55.00%,持续时间可达数年。其中,焦虑的发生率为 5%~73%,抑郁的发生率为 4%~64%,PTSD 的发生率为 5%~40%。据报道,欧美地区 ICU 后心理功能障碍的发生率为 36%,亚洲地区为 28%,南美地区为 28%;患者转出 ICU 后 1~3 个月、6 个月、12 个月的发生率分别为 35%、27% 和 30%;采用焦虑抑郁量表或事件影响量表(修订版)测试的发生率为 34%,采用其他量表测试的发生率为 27%。

(三) 生理障碍

ICU 后生理功能障碍的发生率为 25%~85%。其中,ICU-AW 的发生率为

25%~75%。在脓毒症幸存者中 ICU-AW 更为普遍,可能是由于炎性细胞因子参与了 ICU-AW 的发病机制。睡眠障碍的发生率为 28%~61%,疲劳的发生率达 69%,日常生活能力受损的发生率高达 85%。

二、PICS 个体症状特征的流行情况

Maley 等在调查研究中发现,56% 的 ICU 转出患者出现两方面及以上的 PICS 症状,其中多达 1/3 的 ICU 转出患者同时出现认知、心理和生理三方面症状。随后 Marra 等的研究显示,只出现一方面症状的患者占 39%,出现两方面症状的患者占 19%,有 6% 的患者同时出现三方面的症状,且日常活动能力受损的 PICS 患者常常伴有抑郁。一项英国的调查发现,超过 50% 的 ICU 出院患者会出现焦虑、抑郁、PTSD 症状,且当患者出现其中一种心理问题时,将会有 65% 的可能出现另外两种心理问题中的一种。由此可见,PICS 各症状常相伴发生,且症状间可相互作用、相互影响。

第四节　ICU 后综合征的影响因素

PICS 是一个多维度的概念,其危险因素众多。有许多研究对 PICS 三方面的危险因素分别进行了探索,形成 ICU 后认知、心理、生理障碍的危险因素。但 PICS 的三方面是相互关联的,一个方面的损害往往与其他方面的功能恶化有关。PICS 的危险因素在一定程度上取决于认知、心理和生理领域中受影响最大的领域。PICS 的危险因素包括可改变因素和不可改变因素,通过不可改变因素能早期识别 PICS 的高危人群,通过采取干预措施减少可改变因素的影响能降低 PICS 的发生率。

一、不可改变因素

(一) 疾病严重程度

疾病严重程度与患者身体功能恢复相关。APACHE 评分系统是评估 ICU 患

者疾病严重程度的常用方法,共包括 Ⅰ~Ⅳ 代评分,最常用的为 Ⅱ 代评分系统,即 APACHE-Ⅱ 评分。研究表明,APACHE-Ⅱ 评分越高,表明患者病情越重,身体功能越低下,恢复较慢,且严重的疾病更易引起神经递质紊乱、高血糖、水电解质紊乱、酸碱失衡等情况,诱发精神紊乱,从而增加 PICS 发生的风险。

(二) 疾病类型和既往疾病史

患者在 ICU 住院期间,疾病因素对 PICS 的发生有重要影响,尤其是急性呼吸窘迫综合征(acute respiratory distress syndrome,ARDS)与脓毒症等重症疾病。与非脓毒症患者相比,脓毒症患者的大脑左侧海马体积明显缩小,脑电图中出现更多的低频活动。可能的原因是脓毒血症引起的炎症反应导致血脑屏障被破坏,从而改变 ICU 常用药物(如阿片类药物和镇静剂)对大脑的影响。ARDS 是一种以顽固性低氧血症为显著特征的临床综合征。PICS 的发生与血氧饱合度水平存在相关性。由于在持续低血氧饱和度的状态下,大脑颞叶海马与边缘叶灌注不足,脑白质发生缺血性脱髓鞘,使患者产生意识障碍、神经行为异常等症状。患者既往的精神疾病史及原本存在的认知障碍是 ICU 治疗后焦虑、抑郁和 PTSD 症状的独立危险因素,也是 PICS 发生的危险因素。另外,既往有慢性疾病的患者在 ICU 治疗期间易导致身体功能障碍,降低对疾病康复的信心,易产生抑郁、焦虑等心理问题。既往有心理 / 精神疾病史的患者,转出 ICU 后更容易出现心理障碍。

(三) 年龄

老年患者容易出现认知障碍和生理障碍,而年轻患者更容易出现心理障碍。老年人的器官储备功能和细胞再生功能比年轻人差,脑组织退行性变,脑血流量逐渐减少,导致脑对缺氧、胆碱物质敏感性增加。Yao L 等研究表明,年龄大于 70 岁的患者发生 ICU 后认知障碍的风险是 19~39 岁患者的 36 倍。此外,随着年龄增加,患者身体的肌肉质量、血液和组织代谢物水平不断降低,身体修复能力减弱,更容易出现生理障碍。但老年患者对应激反应较迟钝,心理问题发生率相对较低。

(四) 受教育程度

教育水平会影响概念形成、词汇表达及视觉空间结构和感知觉、记忆等认知功能。受教育水平低是 ICU 患者出院后发生急、慢性认知障碍的危险因素。认知储备较高的患者在面对强烈应激时具有更强的维持正常状态的能力。可能是因为教育会增加大脑的知识储备,增加神经元数量,从而能更好地抵抗外来应激。但高学历患者由于知识面较广,关注点主要集中在治疗方案和预后等方面,易产生焦虑等不良情绪。

(五) 其他

女性患者更容易出现心理问题,其焦虑、抑郁评分较男性高,且当经历相似的创伤事件时,女性出现 PTSD 的风险是男性的 2 倍。有饮酒史、吸烟史的患者由于治疗期间易发生戒断综合征,易发生焦虑。家庭月收入低的患者因担心昂贵的治疗费用增加家庭经济负担,易产生焦虑不安等不良情绪。且患者常会拒绝治疗,治疗依从性差,增加了 PICS 发生的风险。

二、可改变因素

(一) 药物

患者在 ICU 期间会使用多种药物,如麻醉药、镇静镇痛药、利尿药、组胺受体拮抗药等。由于治疗和控制病情的需要,ICU 期间通常会使用镇静镇痛药物以减轻患者的疼痛和不适,但镇静镇痛药物能显著降低脑组织血供,减弱中枢抗胆碱能作用,其种类、剂量、使用时长对患者有重要影响。长时间大剂量使用苯二氮䓬类镇静剂会导致患者昼夜节律失调,降低大脑中枢神经系统单胺氧化酶的活性,从而引发抑郁症状。临床上更加推荐使用右美托咪定类镇静剂,此类镇静剂在使用过程中能够有效保持患者血流动力学的稳定,抑制炎性物质的生成,促进大脑功能的恢复。医护人员在遵循最小化镇静的基础上,对患者进行每日唤醒,维持正常的昼夜节律,帮助患者保持稳定的心理状态。此外,由于神经肌肉阻滞剂及糖皮质激素存在明显的外周神经毒副作用,使用该类药物会增加患者转出 ICU 后发生身体障碍的风险。

(二) 机械通气

机械通气是一种人工替代性通气手段,是 ICU 患者维持生命治疗的重要干预措施之一。长期使用机械通气会出现感染、肺塌陷、肺损伤、脱机失败等不良反应。机械通气可能会给患者带来不良记忆或体验,且患者长时间处于制动状态,易加重患者的痛苦和恐惧感,产生急性应激反应,从而引发生理和心理功能障碍。此外,机械通气是 ICU 谵妄的独立危险因素,而谵妄又是 ICU 后认知障碍的独立危险因素。因此,机械通气会增加患者发生认知障碍的风险。

(三) ICU 不良体验

在 ICU 住院期间,各种监护仪器的使用、噪声、灯光、频繁的护理操作等,使得患者正常生理节律被打乱,影响睡眠质量,从而对新陈代谢、认知状态、身体机能和协调性等产生不利影响。同时,密闭的治疗环境、身体约束、气管插管等,可导致患者产生心理应激反应,出现早期心理障碍。部分患者在转出 ICU 后,仍无法忘记这一系列 ICU 不良体验,增加了 PICS 的易感性。临床上可以通过实施一系列干预策略来减少 ICU 患者的不良体验,如减少谵妄、增加早期活动、优化疼痛管理、优化约束的使用等。

(四) ICU 住院时长

由于深度镇静、机械通气时间延长、疾病并发症等众多原因导致患者在 ICU 住院后机体功能严重丧失,从而致使 ICU 住院时间延长,住院时间的延长往往会导致残疾、认知功能下降,甚至增加死亡率。且 ICU 住院时间长,患者接受的 ICU 相关因素的不良刺激时间越长,从而导致不良后果。

(五) 谵妄

在住院期间发生谵妄及谵妄发生的频率、持续时间与严重程度是 ICU 后出现认知障碍的危险因素。ICU 内谵妄持续时间长的患者其在出院时和出院后 3 个月时显示脑萎缩,海马和上额叶体积变小,造成整体认知功能及执行功能变差。而临床上大部分的谵妄是可以预防的。通过非药物预防措施,如自主觉醒试验、自主呼吸试验、谵妄监测与管理、早期活动等进行干预,可有效降低谵妄的发生率。

(六) 低血压、低氧血症

研究表明,ICU 期间的低血压和低氧血症与 ICU 后发生新的持续性认知损害独立相关。可能是因为持续性低血压、低血氧使脑组织细胞低灌注、低氧而导致脑组织细胞受损,进而产生认知功能异常。

第五节 ICU 后综合征的预后和影响

PICS 的长期预后是高度可变的,主要取决于危重病的严重程度,出院时的损害程度,以及先前存在的功能能力。PICS 患者的生理障碍相对更容易改善,而认知障碍和心理障碍可能持续更长的时间。

PICS 带来的影响包括积极影响和消极影响。积极应对 PICS 的过程有助于患者转出 ICU 后恢复到正常状态。部分 ICU 患者在经历了 PICS 的康复之后,逐渐恢复正常功能状态,有些患者甚至为其他刚从 ICU 转出的患者提供帮助和支持。

而部分患者长期存在 PICS 症状,对个人、家庭和社会带来不同程度的影响。从患者层面而言,PICS 会增加死亡风险、降低生活质量、影响患者重返工作岗位及回归社会。ICU 转出患者的死亡率是同龄健康人群的 2~5 倍,而 PICS 则与 ICU

转出患者的全因死亡率显著相关。PICS 对长期死亡率的影响主要与身体残疾和认知障碍有关。PICS 患者由于存在认知、生理、心理障碍的困扰，重返工作岗位时常面临挑战，常见的是延迟返回工作、返回工作后失去工作以及需要改变工作岗位或职业，这些问题直接影响患者及家庭的经济收入，还会影响患者的社交。此外，与 PICS 相关的睡眠障碍、疼痛、疲劳等症状严重影响患者的生活质量。

从家庭层面而言，部分患者转出 ICU 后需要家庭成员为其提供长期的日常照护，这往往需要家庭成员减少工作时间或改变工作岗位来承担照护任务，一定程度上进一步增加家庭经济负担和照护负担。部分家属从患者入住 ICU 后则会持续存在 PICS-F 的症状困扰，使其应变能力降低，甚至无法积极照顾其亲属。

从社会层面而言，PICS 导致患者出现的失能和失业会增加社会负担。部分患者需要反复住院治疗，对社会医疗服务体系也带来了巨大压力。

参考文献

[1] 杨丽娟. 重症监护的发展历史与进展 [J]. 齐鲁护理杂志, 2019, 25 (7): 1-4.

[2] MANNING J C, PINTO N P, RENNICK J E, et al. Conceptualizing Post Intensive Care Syndrome in Children-The PICS-p Framework [J]. Pediatr Crit Care Med, 2018, 19 (4): 298-300.

[3] YUAN C, TIMMINS F, THOMPSON D R. Post-intensive care syndrome: A concept analysis [J]. Int J Nurs Stud, 2021, 114: 103814.

[4] OHTAKE P J, LEE A C, SCOTT J C, et al. Physical Impairments Associated With Post-Intensive Care Syndrome: Systematic Review Based on the World Health Organization's International Classification of Functioning, Disability and Health Framework [J]. Phys Ther, 2018, 98 (8): 631-645.

[5] KOSILEK R P, SCHMIDT K, BAUMEISTER S E, et al. Frequency and risk factors of post-intensive care syndrome components in a multicenter randomized controlled trial of German sepsis survivors [J]. Journal of Critical Care, 2021, 65: 268-273.

[6] KOHLER J, BORCHERS F, ENDRES M, et al. Cognitive Deficits Following Intensive Care [J]. Dtsch Arztebl Int, 2019, 116 (38): 627-634.

[7] MARRA A, PANDHARIPANDE P P, GIRARD T D, et al. Co-Occurrence of Post-Intensive Care Syndrome Problems Among 406 Survivors of Critical Illness [J]. Crit Care Med, 2018, 46 (9): 1393-1401.

［8］AHMAD M H, TEO S P. Post-intensive Care Syndrome [J]. Ann Geriatr Med Res, 2021, 25 (2): 72-78.

［9］HISER S L, FATIMA A, ALI M, et al. Post-intensive care syndrome (PICS): recent updates [J]. J Intensive Care, 2023, 11 (1): 23.

［10］YAO L, LI Y, YIN R, et al. Incidence and influencing factors of post-intensive care cognitive impairment [J]. Intensive Crit Care Nurs, 2021, 67: 103106.

［11］程志强, 张宝珍, 李夏欣, 等. 危重症患者 ICU 后心理功能障碍发生率及危险因素的 Meta 分析 [J]. 军事护理, 2023, 40 (8): 77-81.

［12］SAKUSIC A, O'HORO J C, DZIADZKO M, et al. Potentially Modifiable Risk Factors for Long-Term Cognitive Impairment After Critical Illness: A Systematic Review [J]. Mayo Clin Proc, 2018, 93 (1): 68-82.

［13］SMITH S, RAHMAN O. Post-Intensive Care Syndrome [EB/OL]. Treasure Island (FL): StatPearls.(2023-06-12)[2024-04-13]. https://www. ncbi. nlm. nih. gov/ books/NBK558964/.

［14］YANAGI N, KAMIYA K, HAMAZAKI N, et al. Post-intensive care syndrome as a predictor of mortality in patients with critical illness: A cohort study [J]. PLoS One, 2021, 16 (3): e0244564.

第二章
ICU 后综合征的评估和识别

第一节　ICU 后综合征的评估

一、评估内容及工具

（一）认知功能

1. 简易精神状态检查量表（mini-mental state examination，MMSE）　由 Folstein 等于 1975 年编制，是目前国际上最具影响力的认知功能筛查工具。该量表共 30 个条目，包含定向力、记忆力、注意力和计算力、回忆能力、语言能力 5 个维度。其中，定向力包含时间定向力和地点定向力，语言能力包含命名能力、复述能力、阅读能力、三步命令、书写能力和结构能力。评分标准：各条目按照患者回答对或错分别计"1 分"或"0 分"，各维度依次对应的最高得分是：10 分、3 分、5 分、3 分、9 分。量表总分为 30 分，测试结果 ≤ 24 分即可认为存在认知功能障碍，分值越低，表明相应领域认知功能受损越严重。MMSE 已被应用于国内外研究中，以评估 ICU 转出患者的认知功能。目前我国已有多个中文修订版 MMSE，以北京版和上海版较为常用。MMSE 各条目便于理解，评分标准明确，完成整个测试仅需 5~10 分钟，对于评定者来说可操作性强，受试者易配合。但该量表得分易受教育水平、年龄等因素影响，缺少对认知功能详细检查的内容，且对轻度认知障碍不敏感。

2. 蒙特利尔认知评估量表（Montreal cognitive assessment，MoCA）　由 Nasreddine 等于 2005 年在 MMSE 基础上编制，主要用于筛查有轻度认知障碍但 MMSE 评分在正常范围的患者。该量表包括视空间执行能力、命名、记忆、注意、语言流畅、抽象思维、延迟记忆、定向力等多个方面的认知评估,共计 30 分,≥ 26 分表示认知功能正常。如受试者受教育年限不足 12 年,则在测试结果上加 1 分以校正文化程度的偏倚,测试时间约 10 分钟。MoCA 已被广泛应用于评估 ICU 转出患者的认知功能。MoCA 对轻度认知障碍敏感度高,且具有较高的信效度。它涵盖了重要的认知领域,能较全面地评价患者的认知功能,但因其条目难度相对较大,不适用于教育程度低和严重认知障碍的人群。

3. 认知失败问卷(cognitive failure questionnaire,CFQ)　是由 Broadbent 等于 1982 年编制的单维度问卷,由 25 个问题组成,包含注意力、记忆力和行动机能三方面。每个条目采用 5 级评分,总分越高,代表认知失败程度越高。该量表在国外已被用于 ICU 转出人群认知障碍评估,其中文版在大学生样本中具有良好的信效度,但尚未见在国内 ICU 人群中的应用。该问卷属于自评问卷,具有简易、便捷等特点。ICU 转出患者主观认知功能易受各种因素影响,和客观认知功能之间缺乏临床相关性。因此,该问卷仅适用于患者自评。

4. 认知状态电话访谈改良版(the telephone interview of cognitive status,TICS-M)　由 Brandtet 等于 1993 年开发,可通过面对面访谈或电话进行测试,包含 13 个问题,完成测试仅需 5~10 分钟。TICS-M 在即时和延迟记忆问题的总分中所占比例较高,记忆任务难度大,因此该测试与 MMSE 相比,更适用于轻度认知障碍的识别及个体对认知治疗反应的评价。该测试可用于有视觉障碍或无法完成纸质问卷的患者,且其电话访谈的方式更易于被患者接受,从而提高数据收集的完整度,但不适用于听力受限的患者。

5. 重复成套神经心理状态评估(repeatable battery for the assessment of neuropsychological status,RBANS)　由 Randolph 等于 1998 年开发用于老年痴呆的筛查工具,包含注意力(数字广度和编码测验)、言语功能(图画命名和语义流畅性测验)、视觉广度(图形临摹和线条定位)、即刻记忆、延迟记忆(词汇回忆、词汇再识、故事回忆及图形回忆)5 个维度,测试时间 25~30 分钟,能够进一步对患者的认知状态进行详细评估。该量表已在国外多项研究中用于评估 ICU 转出患者的认知状态,国内尚无应用于 ICU 人群的相关报道。与广泛的神经心理测验相比,虽然 RBANS 涵盖的认知范畴不够全面,但其具有快速、有效、敏感、易操作等特点,且无明显的学习效应,可重复使用,适用于注意力不持久的认知障碍患者的评估及临床纵向研究。

6. 剑桥自动化成套神经心理测验(Cambridge neuropsychological test automated battery,CANTAB)　由 Barbara Sahakian 等于 1986 年组织开发的神

经心理成套测验,是目前国际上针对认知功能的测量工具中最有效、最敏感的综合测验。该测验包括记忆力、注意力、执行能力、决策能力以及社会认知能力 5 个方面,共 25 项分测验,涵盖不同的认知功能评估。通过大量非语言刺激的测试形式,降低教育程度和语言的影响因素,且该测验基于计算机执行,其精准度高。该测验同样适用于年轻人和老年人,是相对客观的认知功能检查工具,适用于认知功能障碍的进一步检查,完成测试时间约 1 小时,但由于其复杂性和专业性,不作为常规筛查工具。

除以上工具以外,短时记忆问卷(the short-memory questionnaire,SMQ)、老年认知功能下降信息问卷(informant questionnaire of cognitive decline in the elderly,IQCODE)、迷你认知测试(mini-cog test)、改良痴呆评定量表(the modified blessed dementia rating scale,mBDRS)等评估工具也被用于患者的认知功能评估。在实际应用中,建议根据患者人群和评估需求,选择合适的评估工具,例如在大样本中筛查可选用 MMSE、MoCA 等筛查工具;对于已确定为认知功能受损的患者,选用 RBANS、CANTAB 等作为进一步评估工具;对于老年患者、文化程度较低、视觉障碍或书写障碍患者,选用 TICS-M、IQCODE 等易于接受的评估工具。

(二)心理功能

1. 焦虑、抑郁

(1)医院焦虑抑郁量表(hospital anxiety and depression scale,HADS)由 Zigmond 和 Snaith 于 1983 年编制,主要用于综合医院中患者焦虑抑郁的筛查,是目前测量焦虑和抑郁最常用的工具。该量表由焦虑分量表(HADS subscales for anxiety,HADS-A)和抑郁分量表(HADS subscales for depression,HADS-D)组成,共 14 个条目,其中 7 个条目评定焦虑,7 个条目评定抑郁,每个条目均采用"0~3"四级评分。焦虑、抑郁分量表的总分均为 21 分,得分 ≥ 8 分则代表存在焦虑、抑郁症状。HADS 总体、HADS-A 及 HADS-D 的克龙巴赫 α 系数(Cronbach's α coefficient)分别为 0.879、0.806、0.806,总量表重测信度为 0.945,HADS-A 和 HADS-D 重测信度为 0.921 和 0.932,具有较好的内部一致性和稳定性,被广泛用于 ICU 转出患者的焦虑、抑郁评估。

(2)贝克抑郁量表第二版(Beck depression inventory-Ⅱ,BDI-Ⅱ)是 1996 年由 Beck 等根据《精神疾病诊断与统计手册》(第四版)(DSM-Ⅳ)抑郁症诊断标准对贝克抑郁量表第一版进行修订形成,是目前较为广泛的抑郁症状自评量表之一,用于评估每种抑郁症状的严重程度。包含 21 个条目,每个条目按"0~3"四级评分。

量表总分为 21 个条目的评分总和,评分 0~13 分为无抑郁,14~19 分为轻度抑郁,20~28 分为中度抑郁,29~63 分为重度抑郁。研究表明,中文版 BDI-Ⅱ 具有良好的信效度,能够作为自评工具来评估抑郁症状严重程度。BDI-Ⅱ 已在 ICU 转出患者抑郁评估中得到应用。

除此之外,老年抑郁量表简表(geriatric depression scale-short form,GDS-SF)、重度抑郁量表(major depression inventory,MDI)等也被初步应用于 ICU 转出患者的抑郁评估,但尚未有在 ICU 人群应用中信效度检验的相关报道。

2. 创伤后应激障碍综合征

(1)事件影响量表 - 修订版(impact of events scale-revised,IES-R):是 Weiss 和 Marmar 于 1997 年依据《精神疾病诊断与统计手册》(第四版)(DSM-Ⅳ)中的诊断标准在事件影响量表(impact of events scale,IES)的基础上修订而成。该量表是目前用于评估创伤事件后心理反应的常用量表之一。由闯入性思维症状、回避症状和高度唤醒症状 3 个分量表组成,共 22 个条目。各条目采用 Likert 5 级评分,从"从没"到"总是"依次计 0 分、1 分、2 分、3 分、4 分,总分为 88 分。黄国平等对 IES-R 进行了汉化,中文版 IES-R 的克龙巴赫 α 系数为 0.96,重测信度为 0.86。IES-R 被广泛应用于国内外 ICU 转出患者 PTSD 评估。

(2)创伤后症状量表(the posttraumatic symptom scale,PTSS-10):是 1999 年 Stoll 等在原量表的基础上进行修改而成,是 ICU 幸存者 PTSD 症状筛查的工具。PTSS-10 包括 A、B 两个部分,A 部分由四个问题组成,包括创伤事件和感受的记忆,如噩梦、焦虑或恐慌、疼痛或呼吸困难,每个问题可以回答是或不是。B 部分由 10 个关于应激症状的问题组成,每个条目得分从 1 分(从不)到 7 分(总是),总分从 10~70 分不等,PTSS-10 B 得分 >35 分表明临床上有明显的创伤后应激症状。该量表在国外研究中被应用于 ICU 转出患者,但目前尚无中文版本。

(三) 生理功能

1. 运动能力　6 分钟步行测试(6-minute walk test,6MWT)是 Guyatt 等在原 12 分钟步行测验的基础上加以改进形成的,是一种切实可行的、不依赖昂贵设备且操作简便的测验。6MWT 可以综合反映患者整体功能,包括心、肺和神经肌肉功能,是目前评估运动能力的首选方法。测试方法:选择 30~50m 平坦、封闭、地表坚硬、无外人干扰的走廊,准备倒计时器、计步器、记录本等设备,受试者穿着舒适的衣物和鞋(可使用平时的助行器),提前到测试场所休息 10 分钟以上,测试前不宜过饱、饮酒、消耗体力。正式测试前测量受试者血压、脉搏、血氧饱和度的基线值,向受试者说明测试方法、意义及注意事项,将计步器调零,设定时间为 6 分钟,测试结束时测量受试者的步行距离、总步数、脉率、血压和血氧饱和度。该测试主要用于慢性疾病患者(如慢性阻塞性肺疾病、慢性心力衰竭等)运动能力的综合评估,还可以用于判断各种干预措施的疗效,用于观察病情进展和预后。该测试已被应用于 ICU 转出患者的运动能力评估,近年来已有相关研究证明,通过佩戴计步腕带收集患者日常生活中步行距离从而评估患者运动能力是有效且可行的。已报道的健康成年人 6 分钟步行距离的范围在 400~700m,6MWD 降低提示受试者的运动耐量下降,但没有针对疾病的特异性诊断价值。

2. 肌力 医学研究委员会(Medical Research Council,MRC)评分是对患者双侧六组肌群(腕伸展、前臂屈曲、肩外展、足背屈曲、膝伸展、大腿屈曲)的肌力进行分级。每组肌群的肌力按照 0~5 级评定:0 级代表无肌力;1 级代表肌力微弱;2 级代表肌力差;3 级代表肌力可;4 级代表肌力良好;5 级代表肌力正常。评分为 0 分(四肢瘫痪)~60 分(肌力正常),低于 48 分即可诊断为 ICU-AW。MRC 肌力测试具有方便实施、花费少、不会对患者产生侵入性损伤的优点。但 MRC 测试要求患者配合检查,这一要求使得患有认知障碍的人无法完成测试,并且存在测评者间差异,无法提供关于衰弱原因的信息,完成测评耗时较长。

3. 日常生活活动能力 巴塞尔指数(Barthel index,BI)评定量表由美国学者于 1965 年制定,是世界上公认的最常用于评估日常生活活动能力(activity of daily living,ADL)的量表。该量表主要评定进食、洗澡、修饰、穿衣、控制大便、控制小便、如厕、床椅转移、平地行走、上下楼梯共 10 项内容,评分有 2~4 个等级,根据是否需要帮助及其程度分别计 0 分、5 分、10 分、15 分,总分为 100 分。100 分表示生活完全自理;61~99 分表示少部分生活需要他人照顾,41~60 分表示大部分生活需要他人照顾;≤ 40 分表示全部生活需要他人照顾。中文版 Barthel 指数评定量表的克龙巴赫 α 系数为 0.916,重测信度和评定者间信度均较好。

4. 睡眠质量 匹兹堡睡眠质量指数量表(Pittsburgh Sleep Quality Index,PSQI)是匹兹堡大学精神科医生 Buysse 等于 1989 年编制的。由 19 个自评条目和 5 个他评条目组成,其中第 19 个自评条目和 5 个他评条目不参与计分。参与计分的 18 个条目分为 7 个成分(睡眠质量、入睡时间、睡眠时间、睡眠效率、睡眠障碍、睡眠药物、日间功能障碍),每个成分按照 "0~3 分" 计分,总分最高为 21 分,得分越高表示睡眠质量越差。中文版 PSQI 由刘贤臣等引进和修订,并验证其信效度较好,克龙巴赫 α 系数为 0.842,以 7 分作为临界值时该量表的灵敏度和特异度分别为 98.3% 和 90.2%($Kappa$=0.89,$P<0.01$)。PSQI 是评估 ICU 转出患者睡眠状况常

用的工具之一,其优点是可全面了解患者的睡眠状况及主观感受。PSQI 评分 >7 分表示存在睡眠障碍。

5. 疲劳　疲劳评定量表(Fatigue Assessment Instrument,FAI)由美国精神行为科学研究室的 Joseph E. 等于 1993 年编制,能较准确地评估疲劳的严重程度。FAI 由 4 个因子成分,共 29 个条目组成(其中包含 7 个附加条目)。每个条目从 "完全不同意" 到 "完全同意" 分别计 1~7 分。因子 1:疲劳严重程度分量表,包括 5、18~22、24~28,共 11 个条目;因子 2:疲劳的环境特异性分量表,包括 6~9、16~17,共 6 个条目;因子 3:疲劳的结果分量表,包括 2~4,共 3 个条目;因子 4:疲劳的缓解反应分量表,包括 14~15,共 2 个条目。每个因子成分为一个分量表,各因子得分为所含条目的算数平均值。量表各因子的克龙巴赫 α 系数为 0.772~0.908,具有良好的可靠性。

(四) 综合评估工具

1. 生活质量

(1)36 条目健康调查简表(Medical Outcomes Study 36-item Shout Form Health survey,SF-36):由美国波士顿健康研究所开发而来,1991 年浙江大学医学院社会医学教研室将其翻译成中文版。该量表由生理健康(physical component summary,PCS)和心理健康(mental component summary,MCS)2 个主因子,共 8 个维度组成。PCS 包括一般健康状况(general health,GH)、生理功能(physical functioning,PF)、生理职能(role physical,RP)和躯体疼痛(bodily pain,BP);MCS 包括精力(vitality,VT)、社会功能(social functioning,SF)、情感职能(role emotional,RE)和精神健康(mental health,MH)。各维度原始评分按照标准公式换算为百分制分数。换算公式:换算得分 = [(实际得分 – 该方面可能最低得分) ÷ (该方面可能最高得分 – 该方面可能最低得分)] × 100,分数越高,表明相应的功能状况越好,生活质量越高。SF-36 总分为 8 个维度百分制分数的算术平均值,PCS 和 MCS 得分为相应维度百分制分数的算术平均值。该量表各维度克龙巴赫 α 系数 >0.76,总体重测系数为 0.90,已被用于国内外 ICU 转出患者生存质量的研究。

(2)欧洲五维度健康量表(Europe Quality of Life Questionnaire,EQ-5D):由欧洲生存质量学会设计,问卷可分为 EQ-5D 健康描述系统和 EQ 视觉模拟评分刻度尺(EQ Visual Analogue Scale,EQ-VAS)两个部分。EQ-5D 健康描述系统包括五个维度:行动能力、自我照顾能力、日常活动能力、疼痛或不舒服、焦虑或抑郁。每个维度包含三个水平:没有任何困难、有些困难、有极度困难。EQ-VAS 是一个长 20cm 的垂直视觉刻度尺。顶端为 100 分代表 "心目中最好的健康状况",底端为 0 分代表"心目中最差的健康状况"。该量表用于描述健康状况,在我国人群里已有广泛应用。也可用于描述生存质量。

2. 健康老龄化保健检测量表 - 自评版(Self-report Version of the Healthy Aging Brain Care Monitor,HABC-MSR) 由痴呆专家小组于 2014 年开发,通常用于评估老年人在认知、功能、心理等方面的症状。该量表由 27 个条目组成,包含认知、生理、心理三个维度,其中认知包括记忆力、定向力和判断力;功能包括日常活动能力和工具性日常活动能力;心理包括抑郁、精神病和焦虑。总分 81 分,得分越高,表明症状越严重。该量表已用于我国 ICU 转出患者的评估。

3. PICS 问卷(Post-intensive Care Syndrome Questionnaire,PICSQ) 是由韩国 Jeong 等于 2019 年编制的自我报告问卷,该问卷基于美国危重症学会提出的 PICS 框架构建,包含生理、心理、认知三个维度,每个维度有 6 个条目,共 18 个条目,总分 0~54 分,得分越高,症状越严重。其中生理维度包括症状体验、日常活动;心理维度包含焦虑、抑郁和 PTSD;认知维度包含记忆力、执行功能等。该问卷在韩国 ICU 转出患者中得到验证,具有良好的信效度。国内学者孙婷婷等于 2022 年汉化该问卷,并首次将其应用于国内创伤重症监护转出患者,其克龙巴赫 α 系数为 0.827,重测信度为 0.907,折半信度为 0.854。

4. 国内 PICS 问卷 我国学者敖漫于 2018 年基于患者自我报告结局框架,根据问卷编制流程编制了符合我国国情的 PICS 量表。该量表包含基础疾病、临床表现、影响因素、生活能力四个方面,共 41 个条目,每个条目以"是、否"计"0 分、1 分",其 <25 分被认为存在 PICS。

二、评估方式

由于 ICU 转出患者的年龄、文化程度、医疗状况以及他们对 PICS 认识上的差异,不同的研究针对不同患者选用的评估方式有所不同。

(一) 电话随访

电话随访是 PICS 最常见的评估方式,一般由医务人员通过电话对患者进行问询,通过患者的回答获取评估结果。与面对面访谈和发送邮件等相比,电话随访的接受度更高。研究表明,基于标准的电话随访有效性等同于面对面访谈,且可作为一种筛选高危患者的简便方式。

(二) ICU 后门诊

目前,国外许多国家都设立了 ICU 后门诊(post-ICU clinic),为 ICU 幸存者提供延续性护理,以改善 ICU 幸存者的生活质量。ICU 后门诊一般由全科医生、护士、药剂师、心理学家、康复理疗师等组成多学科团队,能在筛查症状的基础上进一步详细地评估各功能障碍的严重程度,制订个性化康复计划,指导并协助患者完成康复理疗等。虽然 ICU 后门诊在很大程度上能满足患者的康复需求,但由于 ICU 门诊数量少、质量参差不齐,且只有少数患者愿意去 ICU 后门诊面诊,因此很难实现大范围的评估。

(三) 虚拟远程

基于网络的评估方式包括电子版问卷、软件等。电子版问卷可通过微信、电子邮件等通信工具发放,评估软件通过客户端下载登录使用。相比传统的纸质问卷评估,基于网络的评估具有一定的优势,它能自动计算和分析,患者不需要到医院即可自行完成评估。国外研究显示,虽然基于网络的评估在实施上存在一定阻碍,但可以降低评估成本,便于结果收集,且同纸质版评估的结果具有可比性。

三、评估时机

(一) 入住 ICU 时

大部分研究选择在患者转出 ICU 后再对既往状况进行评估,可能会产生回忆偏倚,影响结果的准确性。研究表明,ICU 患者的长期结局是由多重复杂因素共同决定的,很多患者在入住 ICU 前本身存在不同程度的生理、心理及认知功能障碍,因此在患者入住 ICU 时收集患者入住 ICU 前各功能基线水平是必要的,有利于医护人员了解患者既往存在的功能障碍,为后期的评估提供对比和参考。对于昏迷、镇静等无法配合评估的患者,医护人员可从家属处最大限度获取信息。

(二) 临近转出 ICU 时

患者临近转出 ICU 时,利用 PICS 风险预警模型判断患者是否为 PICS 高危患者,并使用评估筛查工具评估患者是否已存在相关症状,通过初步评估结果制订下一阶段的评估计划。

(三) 转出 ICU 后

指南指出,在患者转出 ICU 后 2~4 周进行筛查,并在患者健康和生活等方面发生重大变化时重新进行评估,在整个康复阶段连续地评估,有利于动态掌握患者的健康状况,及时调整康复计划,促进患者康复。

第二节　ICU 后综合征的早期预警

PICS 早期预警有助于预防 PICS 的发生,在 ICU 住院期间,早期预警有助于医务人员识别高危患者并采取针对性的预防措施。通过早期预测筛选 PICS 高危患者,并对其进一步全面、有效、动态评估,达到早发现、早干预、动态调整干预措施和评估方案的目的,进而促进患者康复,改善患者长期结局。

一、构建预警模型常用的方法

(一) Logistic 回归

Logistic 回归又称之为 Logistic 回归分析,通常运用于流行病学研究中,可有效评估某疾病的各危险因素,并能基于 Logistic 回归模型预测自变量在不同情况下,预测某种疾病或情况发生的概率。

(二) 支持向量机

支持向量机(support vector machine,SVM)是常见的一种预测方法。在机器学习领域应用较多,能作为监督功能的学习模型,具有模式识别、分类以及回归分析等作用。

(三) BP 神经网络

BP 神经网络(back propagation neural network)最早由 Rumelhart 为首的科学家于 1986 年提出,主要是按照误差逆向传播算法训练的多层前反馈网络,而无须揭示之间的映射关系,目前在医学领域已有一定应用。三层 BP 神经网络模型涵盖输入层、隐含层、输出层三方面,样本数据通过转化为函数经输入层传递至隐含层,最终再传至输出层进行处理。如数据在中间任何过程中出现误差,则需经原路径返回重新导入输入层,同时依据预测误差情况,系统会自动调整和修正网络权值和阈值,直到输出结果满足所制订的期望预测精度,从而保证预测输出值最大限度地接近期望输出值。

(四) 决策树算法

决策树算法是一种基于归纳学习算法的统计学方法,属于机器学习的一种。通过一组输入—输出样本构建决策树,运用递归划分特征的原理将目标分为不同类别以构建树的模型。它能自动分析多元复杂、异质性、随时间不断变化的数据，识别个体间的差异，自动挖掘特征之间的最优化组合，从而提高预测模型的准确性。决策树模型的优势在于其结果更直观、具有可解释性。

二、国内外 PICS 早期预警模型

Milton 等于 2018 年在瑞典、丹麦和荷兰的 10 个普通 ICU 中进行了一项前瞻性的多国研究，开发了 PICS 心理领域的预测模型，该模型旨在预测患者 ICU 转出后 3 个月内出现心理问题的风险。预测因素包括年龄、社会支持缺乏、创伤性记忆以及在 ICU 出院时评估的抑郁症状。该模型的预期应用时间点是 ICU 出院时，用以识别可能需要 ICU 后随访的高危患者。

Detsky 等于 2017 年在美国三所大学附属医院进行了一项前瞻性、多中心研究，开发了侧重于 PICS 生理领域的预测模型，并确定了恢复基线功能的重要预测因素（6 个月状态，与入住 ICU 前相比）。在该模型中，无法恢复到基线功能的预测因素包括年龄、内科（与手术）患者、非白人种族、较高的急性生理学和慢性健康评估Ⅲ评分、前一年的住院史以及癌症、肝病、神经系统疾病，或任何类型的移植。该模型的预测因素在患者入住 ICU 时即可收集。

Schandl 等于 2014 年在瑞典进行了一项前瞻性、单中心研究。开发了侧重于生理领域的预测模型，在最终模型中，包括四个预测因素，分别是教育水平低、核心稳定性受损、骨折和 ICU 停留时间 >2 天。应用此模型的预期时间点是 ICU 出院时，以帮助临床医生识别有持续身体残疾风险以及可能需要持续支持的患者。

孟萌等于 2019 年对中国长沙 2 所三级甲等医院心血管外科术后转入 ICU 的患者进行研究，构建患者转出 ICU 后 3 个月时发生 PICS 的风险预测模型，最终构建的模型为：Logit $P = 0.722 \times$ 性别 $+ 0.903 \times$ 年龄 $+ 0.968 \times$ 心理弹性得分 $+ 1.073 \times$ 术前左心室射血分数 $+ 0.706 \times$ 手术时长 $+ 0.797 \times$ 入住 ICU 时长 $- 3.212$。预测模型的 ROC 下面积为 0.817，灵敏度为 59.2%，特异度为 85.6%。

参考文献

[1] ROUSSEAU A F, MINGUET P, COLSON C, et al. Post-intensive care syndrome after a critical COVID-19: cohort study from a Belgian follow-up clinic [J]. Annals of inten-

sive care, 2021, 11 (1): 118.

［2］ GEENSE W W, ZEGERS M, PETERS M A A, et al. New Physical, Mental, and Cognitive Problems 1 Year after ICU Admission: A Prospective Multicenter Study [J]. American journal of respiratory and critical care medicine, 2021, 203 (12): 1512-1521.

［3］ BRÜCK E, LARSSON J W, LASSELIN J, et al. Lack of clinically relevant correlation between subjective and objective cognitive function in ICU survivors: a prospective 12-month follow-up study [J]. Critical care, 2019, 23 (1): 253.

［4］ COLLET M O, EGEROD I, THOMSEN T, et al. Risk factors for long-term cognitive impairment in ICU survivors: A multicenter, prospective cohort study [J]. Acta Anaesthesiologica Scandinavica, 2021, 65 (1): 92-99.

［5］ MARRA A, PANDHARIPANDE P, GIRARD T, et al. Co-Occurrence of Post-Intensive Care Syndrome Problems Among 406 Survivors of Critical Illness [J]. Critical care medicine, 2018, 46 (9): 1393-1401.

［6］ KAWAKAMI D, FUJITIANI S, MORIMOTO T, et al. Prevalence of post-intensive care syndrome among Japanese intensive care unit patients: a prospective, multicenter, observational J-PICS study [J]. Critical care, 2021, 25 (1): 69.

［7］ SOKAS D, PALIAKAITE B, RAPALIS A, et al. Detection of Walk Tests in Free-Living Activities Using a Wrist-Worn Device [J]. Front Physiol, 2021, 12: 706545.

［8］ JEONG Y J, KANG J. Development and validation of a questionnaire to measure post-intensive care syndrome [J]. Intensive and Critical Care Nursing, 2019, 55: 102756.

［9］ 孙婷婷, 肖欢, 吴密, 等. ICU 后综合征问卷的汉化及信效度检验 [J]. 护理研究, 2022, 36 (5): 892-895.

［10］ 敖漫. ICU 后综合征评估量表的编制研究 [D]. 荆州: 长江大学, 2018.

［11］ MALMGREN J, WALDENSTRÖM A, RYLANDER C, et al. Long-term health-related quality of life and burden of disease after intensive care: development of a patient-reported outcome measure [J]. Critical care, 2021, 25 (1): 82.

［12］ STAPLETON K, JEFKINS M, GRANT C, et al. Post-intensive care unit clinics in Canada: a national survey [J]. Can J Anaesth, 2020, 67 (11), 1658-1659.

［13］ GEENSE W, VAN DEN BOOGAARD M, PETERS M, et al. Physical, Mental, and Cognitive Health Status of ICU Survivors Before ICU Admission: A Cohort Study [J]. Critical care medicine, 2020, 48 (9): 1271-1279.

［14］ MILTON A, SCHANDL A, SOLIMAN I, et al. Development of an ICU discharge instrument predicting psychological morbidity: a multinational study [J]. Intensive care medicine, 2018, 44 (12): 2038-2047.

［15］ MIKKELSEN M, STILL M, ANDERSON B, et al. Society of Critical Care Medicine's International Consensus Conference on Prediction and Identification of Long-Term Impairments After Critical Illness [J]. Critical care medicine, 2020, 48 (11): 1670-1679.

［16］MILTON A, SCHANDL A, SOLIMAN I W, et al. Development of an ICU discharge instrument predicting psychological morbidity: a multinational study [J]. Intensive care medicine, 2018, 44 (12): 2038-2047.

［17］孟萌, 关玉珠, 郭利敏, 等. 心血管外科术后患者 ICU 后综合征风险预测模型的构建及验证 [J]. 中华护理杂志, 2022, 57 (12): 1486-1494.

第三章
ICU 后综合征的早期预防

第一节　概述

  PICS 的管理贯穿 ICU、普通病房及社区 / 家庭三个阶段。PICS 的预防与治疗并重,其预防、治疗与康复是一个长期且复杂的过程。PICS 早期预防是指患者进入 ICU 治疗环境后就对其采取的一系列干预和管理措施,涉及治疗、营养、睡眠、运动康复、心理干预等诸多方面,以降低 PICS 的发生率,这对减少 PICS 带来的威胁有着举足轻重的作用。

  PICS 的早期预防需要多学科团队协作。“ABCDEF” 集束化方案(ABCDEF bundle intervention)是一个由多项干预措施组成的标准化照护程序,包括疼痛的评估、预防和处理(assess, prevent, and manage pain)、每日唤醒试验(Spontaneous Awakening Trials, SATs)和自主呼吸试验(Spontaneous Breathing Trials, SBTs)、止痛剂及镇静剂的选择(choice of analgesia and sedation)、谵妄的监测 / 处理(delirium monitoring/management)、早期活动(early exercise/mobility)以及家属参与和授权(family engagement and empowerment)。该集束化方案已被证实可以降低重症患者 7 天内死亡率、缩短机械通气时间、预防昏迷和使用身体约束的可能性,有利于 PICS 的预防。其中,ICU 期间的早期活动有利于血管生成、神经再生和神经营养因子的释放,可促进重症患者神经系统功能恢复,提高认知功能,降低焦虑、抑郁等症状。

  该集束化方案是一种综合的、跨专业的治疗方法,需要护士、物理治疗师、职业治疗师、呼吸治疗师、药剂师及医生的协调配合。责任护士的主要任务包括患者疼痛的管理,与呼吸治疗师协调管理患者呼吸试验,同时参与物理治疗师的早期运动;药剂师主要任务是调和药物、优化用药剂量和种类、取消不必要的昂贵或高风险药物以及解决与药品短缺相关的问题;呼吸治疗师主要制订每日呼吸护理计划和协调呼吸试验,并协助医生评估患者的拔管准备,在促进机械通气患者安全有效的早期活动方面起着至关重要的作用;物理治疗师或作业治疗师参与有助于促进患者的早期活动和康复,可以帮助评估活动潜力,识别和克服活动障碍,并培训其他团队成员如何安全地活动;家属参与患者的临床决策、护理和早期活动。

此外,面对重病和环境的压力,患者在 ICU 期间容易产生焦虑、抑郁、创伤后应激障碍等心理问题,有必要对其开展早期心理干预,由心理治疗师动态评估患者心理情况后采取针对性干预措施。另外,营养师也应与 ICU 团队成员合作,以确保患者得到充分和及时的营养支持。

第二节　重症监护病房环境管理

一、空间布局管理

1. ICU 应有良好的通风、采光设施,可根据条件和要求选择通风方式。若自然通风不良时,应安装通风设备,如风机、风扇等增加通风动力,以达到通风换气的目的。有条件者可装配气流方向从上到下的空气净化系统。

2. ICU 病房的颜色没有明确的规定。我国大部分 ICU 以白色为主,而色调对人的心理情绪有不同的影响,蓝色和紫色能镇定心理,适合病房使用,粉色能温暖人心,也可以考虑在病房里使用。

3. 在不同的时间、季节、气候等条件下,让患者处于温湿度相对恒定的舒适环境中。单间病房能独立控制室内的温度和湿度。温度计、湿度计的准确性要定期检查,使室内温度保持在 20~24℃,湿度保持在 60%~70%。

4. 无论是开敞式病房,还是单人病房,都应注意保护患者隐私,病床的中间使用帷幕遮挡,减轻患者的心理负担。

5. 尽量配备中央监护系统,有利于观察患者病情变化。

6. 工作流程由洁到污(气流、物流),避免逆行和往返。ICU 患者进出通道应与工作人员进出通道分开,以免引起感染。

二、医院感染管理

ICU 患者免疫力较低,各种介入性治疗和抗生素使用较多,因此是医院感染高发的科室,常常造成医院感染的流行。ICU 以接触感染、媒介物感染、呼吸道感染为主,亦可有空气污染、水和食物污染而造成的感染。因此,做好手、医疗器械用品的消毒灭菌工作是最重要的,同时要做好标准预防工作。

1. 合适的地理位置　ICU 应设置在适宜的地理位置,周围环境清洁、安静;有足够的缓冲地带;方便卫生管理;设置在便于患者抢救、转运、检查和治疗的区域,并考虑以下因素:接近主要服务对象病区、手术室、影像学科室、化验室和血库等。在横向无法实现“接近”时,应该考虑楼上楼下的纵向“接近”。

2. 分区流程管理　ICU 内部的医疗区域、医疗辅助用房区域、污物处理区域和医务人员生活辅助用房区域等应有相对的独立性,标志清楚。合理的包括人员流动和物流在内的医疗流向及洁、污流向,最好通过不同的进出通道实现,避免逆行和往返,以最大限度减少各种干扰和交叉感染。

3. 规范消毒和卫生管理　ICU 内的很多感染都具有可防性。例如:从切口消毒到手术后切口护理,留置动静脉导管期间的维护,肺部及口腔等部位卫生护理,可以减少很多相关部位感染。做好患者创疗消毒护理,气管和静脉切开皮肤消毒应首选碘酊乙醇双消毒;创口护理过程中应坚持先用碘伏擦拭消毒周围皮肤;鼻饲患者应做好口腔护理,每日至少 2 次口腔清洁;导尿和引流患者,每日至少 2 次用碘伏擦拭消毒周围皮肤以及局部清洁和干燥。

4. 强化标准隔离措施　所有要进入 ICU 的人员均应采取强化标准隔离措施,每次进入者都应换上清洁鞋或穿上无菌鞋罩,穿上清洁工作服、戴口罩和帽子;应控制人数,有上呼吸道感染者禁止入内。

5. 控制空气质量

(1)日常控制:有条件的 ICU 应采用层流空气,规模大的重症监护中心可采用集中层流空气洁净系统;散在的 ICU 房间可采用单机层流空气净化设施。

(2)空气消毒:在采用局部空气净化设备的 ICU 房间内,每天用 500mg/L 含氯消毒液擦洗地面 2 次,以强化对空气中微生物颗粒的控制效果;如果有必要定时开窗通风,清除室内异味。患者转出监护室,各种物品及室内应做终末消毒。可采用气溶胶喷雾器喷雾消毒室内空气和物体表面,一般用含量 2 000mg/L 的过氧乙酸或 15g/L 过氧化氢或 500mg/L 二氧化氯等化学消毒剂的水溶液,按 10~20ml/m² 用量,进行均匀喷雾,作用 60min 即可。

6. 物体表面消毒　所有物体表面和地面均可采用含有效氯 500mg/L 的含氯消毒剂溶液进行擦拭消毒。所有物体,如患者排出的呕吐物、痰液、体内引流液、血液等应先消毒,可用 3 000mg/L 含氯消毒剂混合均匀消毒处理;吸痰器、储液瓶、痰盂等尽量一次性使用,每次都应用含氯消毒剂处理后进入医疗垃圾。

7. 床单位消毒　每个患者用后的床单位必须消毒后才能给下一个患者使用;如果医院有固定床单位消毒设备,可送集中消毒处理;若不能集中消毒,可选用臭氧气体床单位消毒器进行消毒。换下来的被褥应放在指定位置等待处理。

三、噪声管理

噪声是指能引起人们生理和心理不适的一切声音。世界卫生组织推荐病房噪声白天不应超过 35dB,夜间不超过 30dB。ICU 集中收治和监护各种危重症患者,大量医疗设备的使用使 ICU 的噪声污染较普通病房更为突出。大部分 ICU 的噪声在 54.4~70.9dB,甚至更高,白天与夜间没有显著差异。噪声来源主要包括医务人员谈话与活动声和仪器的工作声与报警声。

南丁格尔在《护理札记》中指出:"不必要的声音是护理中最大的缺陷,无论对患者还是健康人都会给予打击。" 在 ICU,患者病情危重,医护人员工作繁忙、身心压力大,再给予他们噪声的打击是残忍的。面对当前 ICU 内高强度的噪声,不论是医院管理者还是临床一线工作人员,都应不断加强 ICU 噪声危害的认识,在管理和工作中正确理解和识别噪声源,既要努力控制噪声的产生,又要尽量减弱噪声的传递,同时提高患者和医护人员自身对噪声的适应能力。

(一) 噪声的危害

1. 对患者而言　ICU 过高的噪声水平对患者的主观及客观睡眠质量均存在显著影响,在疾病、环境及心理等多因素的共同影响下,患者的睡眠呈现碎片化程度高、觉醒增多、轻度睡眠增多、慢波睡眠减少等特点。其次,减少噪声可以降低 ICU 患者谵妄的发生率,噪声可直接或通过影响睡眠间接影响谵妄的发生。此外,噪声还会影响心血管系统功能并导致疾病(包括高血压、缺血性心脏病等)的发生;长期暴露于高噪声环境会使大脑功能恶化,改变大脑各区域的氧化应激及神经递质水平,对患者的认知功能及行为造成负面影响。噪声作为重要的可干预因素,对患者多系统的危害会导致患者恢复延迟、预后不良,甚至使病死率升高,因此不应被忽视。环境噪声还会给患者带来众多心理困扰,ICU 患者的焦虑水平随噪声的增加而升高,同时患者会因噪声而出现不同程度的烦恼,表现为愤怒、不高兴、疲惫等,加重了噪声带来的疾病负担。

2. 对医务人员而言　噪声诱发的听力性损伤是常见的职业病,如耳鸣、听觉过敏及不同程度的听觉衰弱甚至听力损失。此外,噪声对医务人员还存在许多非听力性损害:扰乱人体应激反应系统,增加心血管疾病风险;导致不适及认知能力受损;使胃和十二指肠溃疡的发病率升高;氧化应激增加而造成细胞及DNA 损伤等。同时,噪声会导致医务人员产生压力和倦怠,引起严重的注意力分散,并损害短期记忆,增加工作差错;且仪器误报率高及环境嘈杂等原因导致ICU 医务人员的报警疲劳越来越严重,威胁到患者安全。ICU 过高的噪声对患者及医务人员的身心健康及护理安全都存在巨大威胁,需要积极采取措施改善ICU 的声环境。

(二) ICU 噪声管理

1. "安静时间"协议　"安静时间"协议指在一天中的某个或几个特定时间段内(一般 2~4 小时)调暗灯光、降低医务人员的交谈声、减少常规护理操作、限制访视、调低警报声以改善病房声环境。"安静时间"协议尽管不能改善 ICU 的整体噪声水平,但能减少特定时间内的噪声峰值,对患者及医务人员具有一定的益处。但由于 ICU 工作繁忙且患者病情危重,该方案在临床实施中具有一定的挑战性,且依赖多学科团队的配合。

2. 医务人员行为矫正　包括开展警报管理教育培训、减少医务人员交谈、避免床旁讨论、穿软底工作鞋、及时关门及调整工作流程等。对 ICU 医护人员进行有关噪声控制的知识宣教是减轻 ICU 噪声污染最有帮助、最经济适用的举措。首先要正确认识噪声的危害,只有在思想上重视起来,才会从行动上去践行控制噪声的措施。

3. 噪声源的控制

(1)仪器设备方面:ICU 仪器设备应定期检查和维修,对易产生噪声的仪器部位采取滴注润滑剂、安装小垫或橡胶减震器来减少噪声的产生;医疗仪器的报警音应选用刺激性弱、较低柔的报警音调,报警音尽量统一,并根据不同的患者及患者不同的身体状态设置不同的上、下限,根据不同的环境或昼夜时间段采用不同的报警音量;暂时不用的仪器及时关闭或调为休眠状态等。

(2)医护活动方面:要求除抢救、会诊、查房等必要的交谈外,其他谈话尽量远离患者;严禁在病房内大声喧哗或说笑;控制参观人员;进入病房手机要调为静音;接听电话要尽量远离患者;对躁动或呻吟患者,及时采取控制措施;工作人员在处理物品、使用仪器设备及开关门过程中动作要轻稳,避免相互碰撞和坠落,严格做到"四轻(说话轻、走路轻、关门轻、操作轻)";仪器报警时,医护人员要在规定时间内及时处理等。

(3)外周环境方面:建筑或设立 ICU 区时应考虑外周噪声源的影响,尽量远离街道和建筑工地等嘈杂地段。

4. 噪声传递的控制　ICU 室内应采用减声消音材料建造,如墙壁采用隔音材料,使用吸音天花板、无噪声地板革等。

5. 噪声接收的管理　为患者佩戴降噪耳塞或耳机;播放白噪声,用连续的单调声音掩盖环境噪声,如小雨声、海浪声等,以降低嘈杂噪声对患者的干扰。

第三节　镇痛、镇静的评估和管理

一、疼痛的评估和管理

疼痛在 ICU 中普遍存在,其来源包括原发疾病、手术、创伤、烧伤、癌性疼痛及翻身、吸痰、气管插管、伤口护理、引流管拔除和导管插入等相关操作及长时间制动、炎症反应等因素。疼痛会导致机体应激、器官做功负荷增加、睡眠不足和代谢改变,进而出现疲劳和定向力障碍,导致心动过速、组织氧耗增加、凝血功能异常、呼吸功能障碍、免疫抑制和分解代谢增加等。疼痛可诱发谵妄、躁动、惊厥等症状,不利于患者的恢复及预后。有效的疼痛管理不仅可以减轻患者疼痛程度,还可减少 ICU 常见并发症的发生。因此,进行 ICU 疼痛管理具有重要意义。

(一)疼痛评估

对患者定时进行疼痛评估,有助于进行恰当的镇痛治疗,并可以减少镇痛药物的使用剂量,降低患者疼痛的发生率,有助于缩短 ICU 住院时间和机械通气时间,降低病死率。ICU 患者应常规进行疼痛评估。疼痛评估工具有:

1. 数字评分表(numeric rating scale,NRS)　将一条直线等分为 10 段,按照 0~10 分次序评估疼痛程度,0 代表无疼痛,10 代表剧痛,要求被评估者在描述过去 24 小时内最严重的疼痛的数字上画圈。

2. 行为疼痛量表(behavioral pain scale,BPS) 是法国学者 Payen 等专为机械通气的患者编制的疼痛评估量表。它有 3 个条目:面部表情、上肢活动、呼吸机顺应性。每个条目的分值 1~4 分,总分 12 分(表 3-1)。使用此量表每次评估的时间为 2~5 分钟。

3. 重症监护疼痛观察量表(critical care pain observation tool,CPOT) 由 Gelinas 等编制,最初是法语版,并对 105 例心脏手术后患者进行疼痛评估。随后,Gelinas 等将其翻译成英语版,该量表有 4 个条目:面部表情、肢体活动、呼吸机顺应性(插管患者)或发声(非插管患者)、肌肉紧张度。根据患者的行为反应,每个条目赋予 0~2 分,总分 8 分(表 3-2)。分数越大,患者可能越疼痛。CPOT 中文版由中国学者 Li 等翻译。

疼痛评估应包括疼痛的部位、特点、加重及减轻因素和强度,最可靠有效的评估指标是患者的自我描述。对于能自主表达的患者较常应用 NRS 评分,对于不能表达但具有躯体运动功能、行为可以观察的患者采用 CPOT 或 BPS 评分量表。

表 3-1　行为疼痛量表(BPS)

项目	1分	2分	3分	4分
面部表情	放松	部分紧张	完全紧张	扭曲
上肢运动	无活动	部分弯曲	手指、上肢完全弯曲	完全回缩
通气顺应性(插管)	完全能耐受	呛咳,大部分时间能耐受	对抗呼吸机	不能控制通气
发声(非插管)	无疼痛相关发声	呻吟≤3次/min且每次持续时间≤3秒	呻吟>3次/min或每次持续时间>3秒	咆哮或使用"哦""哎哟"等言语抱怨,或屏住呼吸

表 3-2　重症监护疼痛观察量表(CPOT)

指标	描述	评分	
面部表情	未观察到肌肉紧张	自然、放松	0
	表现出皱眉、眉毛放低、眼眶紧绷和提肌收缩	紧张	1
	以上所有的面部变化加上眼睑轻度闭合	扮怪相	2
肢体活动	不动(并不代表不存在疼痛)	无体动	0
	缓慢、谨慎地运动,触碰或抚摸疼痛部位,通过运动寻求关注	保护性体动	1
	拉拽管道,试图坐起来,运动肢体/猛烈摆动,不遵从指挥令,攻击工作人员,试图从床上爬出来	烦乱不安	2

续表

指标	描述	评分	
肌肉紧张 (通过被动的弯曲 和伸展来评估)	对被动的运动不作抵抗 对被动的运动作抵抗 对被动的运动作剧烈抵抗,无法将其完成	放松 紧张和肌肉僵硬 非常紧张或僵硬	0 1 2
对呼吸机的顺应 性(气管插管患者)	无警报发生,舒适地接受机械通气 警报自动停止 不同步;机械通气阻断,频繁报警	耐受呼吸机或机械通气 咳嗽但是耐受 对抗呼吸机	0 1 2
或发声(拔管后的 患者)	用正常腔调讲话或不发声 叹息,呻吟 喊叫,啜泣	正常腔调讲话或不发声 叹息,呻吟 喊叫,啜泣	0 1 2
总分范围		0~8 分	

(二) 疼痛管理

1. 疼痛管理的时机

(1)气管插管/气管切开前后、留置胸腔导管前后、搬运、翻身等导致疼痛的操作前,预先使用止痛药或非药物干预,以减轻疼痛。

(2)ICU 疼痛患者应及时治疗疼痛,疼痛可引起谵妄,建议在患者镇静之前先治疗疼痛。

2. 疼痛的非药物管理

(1)首选非药物干预减少 ICU 患者的疼痛。需尽可能祛除 ICU 中导致疼痛、焦虑和躁动的诱因。

(2)建议每天提供 20~30 分钟的音乐疗法,以减轻危重患者的非手术和程序性疼痛。

(3)建议为成人 ICU 疼痛患者提供冷疗,拔除胸腔导管前给予 10 分钟冰敷,可减少拔除胸腔导管引起的疼痛。

(4)建议在可能的情况下为成人 ICU 患者进行按摩。

3. 疼痛的药物干预　详见本节"镇痛药物的选择"。

二、镇痛的评估和镇痛剂的选择

(一) 镇痛的评估和目标

镇痛治疗的目的在于减轻甚至消除机体器官因为疼痛而导致的过度代偿做功,保护器官储备功能。因此,实施镇痛后,必须密切监测镇痛效果和循环呼吸等器官功能,根据镇痛的效果随时调整药物的剂量。

1. 对于能自主表达的患者应用 NRS 评分,其目标值为 <4 分。

2. 对于不能表达、运动功能良好、行为可以观察的患者应用 BPS 评分或 CPOT 评分,其目标值分别为 BPS<5 分和 CPOT<3 分。

3. 在实施镇痛后,有必要不断地进行常规疼痛评估,包括记录疼痛程度、药物镇痛效果和是否发生不良反应等,并根据评估结果进一步调整治疗方案。

(二) 镇痛药物的选择及注意事项

1. ICU 患者非神经性疼痛,建议首选阿片类药物作为镇痛药物。

阿片类药物为强效中枢镇痛剂,具有镇痛效果强、起效快、可调性强、价格低廉等优点,是 ICU 患者疼痛管理中的基本药物。但不同阿片类药物作用的阿片受体及药理特点不同,应根据患者具体情况选择合适的药物。ICU 常用的阿片类药物包括吗啡、芬太尼、瑞芬太尼、舒芬太尼、氢吗啡酮、美沙酮、布托啡诺以及地佐辛等。

(1)芬太尼:镇痛效价是吗啡的 100~180 倍,芬太尼能明显降低 ICU 患者的疼痛评分和疼痛发生率。但由于芬太尼的表观分布容积较大,反复多次给药易于蓄积,不宜作为长期镇痛治疗药物。

(2)瑞芬太尼:为芬太尼类 μ 型阿片受体激动剂,主要与 α-1- 酸性糖蛋白结合,在组织和血液中被迅速水解,故起效快,维持时间短。瑞芬太尼能明显缩短机械通气时间及 ICU 住院时间。瑞芬太尼在重症患者镇痛治疗中的应用逐渐增加。

(3)舒芬太尼:镇痛作用很强,为芬太尼的 5~10 倍。因其镇痛效果明确、起效快、蓄积少、对呼吸抑制作用小,近年来在 ICU 重症患者中的应用也逐渐增多。

阿片类药物的不良反应主要是引起呼吸抑制、血压下降和胃肠蠕动减弱,在老年人群中尤其明显。

2. 建议联合应用非阿片类镇痛药物以减少阿片类药物的用量及相关不良反应。

对于非神经性疼痛,近年来逐渐有研究表明氯胺酮、非甾体抗炎药、奈福泮和加巴喷丁等非阿片类镇痛药物能有效减轻重症患者的非神经性疼痛。而对神经性疼痛,加巴喷丁和卡马西平具有较好的镇痛作用。对 3 项随机对照试验(RCT)进行荟萃分析后发现非阿片类镇痛药物的应用能显著降低阿片类药物的用量。对 5 项 RCT 的结果进行荟萃分析后发现应用非阿片类镇痛药物能显著降低恶心、呕吐等阿片类不良反应的发生。

3. 对于部分可交流且仅有轻至中度疼痛的成人 ICU 危重患者,非阿片类镇痛药可能已足够,不需要补充阿片类药物。

4. 对于成人 ICU 机械通气患者的疼痛和 / 或应激,推荐芬太尼、吗啡或氢吗啡酮,此类药物起效迅速且可逐步调整剂量。

5. 对于血流动力学不稳定的成人 ICU 患者,推荐使用芬太尼或瑞芬太尼,此类药物短效且引起组胺释放的作用轻微。

6. 对于已拔管的中度至重度非神经病理性疼痛患者,推荐静脉给予芬太尼、吗啡或氢吗啡酮,此类药物通常可逐步调整剂量达到满意的镇痛效果,且不引起严重的呼吸抑制。

7. 对于存在肾功能不全和 / 或肝功能不全的患者,推荐静脉给予芬太尼或氢吗啡酮,并按需调整剂量。

8. 建议在严重烧伤的成人 ICU 患者中使用多模式的镇痛、佐剂和非药物策略;不建议持续静脉注射利多卡因。

9. 对于急性支气管痉挛的成人 ICU 患者,建议优选引起组胺释放作用轻微的药物(如芬太尼、瑞芬太尼),而非吗啡。

10. 成人 ICU 心脏重症疼痛患者,适当镇静镇痛可改善患者预后。

11. 氯胺酮可与咪达唑仑和 / 或丙泊酚联合用于创伤患者的短期手术。

三、镇静的评估和镇静剂的选择

(一) 镇静的评估和目标

1. **镇静的评估**　在目前临床应用的多种镇静评分系统中,Richmond 躁动 - 镇静评分(Richmond agitation and sedation scale,RASS) 和镇静 - 躁动评分(sedation-agitation scale,SAS) 因其简单、易操作、对镇静目标具有良好的指示性而被广泛应用于临床,并能指导镇静药物剂量的调整,是评估患者镇静深度及镇静质量最有效和可靠的方法(表 3-3、表 3-4)。接受神经肌肉阻滞剂治疗的患者,因其达到一定肌松深度后将失去神经肌肉运动反应,难以通过主观镇静评分对其进行镇静深度的评估。此时,客观脑功能监测将是一种补充措施。

2. **镇静目标**　建议实施镇静后,连续评估镇静深度,调整治疗,趋近目标。浅镇静时,镇静深度的目标值为 RASS -2~+1 分,SAS 3~4 分;较深镇静时,镇静深度的目标值为 RASS -4~ -3 分,SAS 2 分。当合并应用神经肌肉阻滞剂时,镇静深度的目标值应为 RASS -5 分,SAS 1 分。

表 3-3　Richmond 躁动 - 镇静评分（RASS 评分）

分数	分级	描述
+4	有攻击性	非常有攻击性,暴力倾向,对医务人员造成危险
+3	非常躁动	非常躁动,拔出各种导管
+2	躁动焦虑	身体激烈移动,无法配合呼吸机
+1	不安焦虑	焦虑紧张,但身体活动不剧烈
0	清醒平静	清醒自然状态
−1	昏昏欲睡	没有完全清醒,声音刺激后有眼神接触,可保持清醒超过10 秒
−2	轻度镇静	声音刺激后能清醒,有眼神接触,<10 秒
−3	中度镇静	声音刺激后能睁眼,但无眼神接触
−4	重度镇静	声音刺激后无反应,但疼痛刺激后能睁眼或运动
−5	不可唤醒	对声音及疼痛刺激均无反应

表 3-4　镇静 - 躁动评分（SAS）

分值	分级	描述
7	危险躁动	拉拽气管内插管,试图拔除各种导管,翻越窗栏,攻击医护人员,在床上辗转挣扎
6	非常躁动	需要保护性约束并反复语言提示劝阻,咬气管插管
5	躁动	焦虑或身体躁动,经言语提示劝阻可安静
4	安静合作	容易唤醒,服从指令
3	镇静	嗜睡,语言刺激或轻轻摇动可唤醒并能服从简单指令,但又迅速入睡
2	非常镇静	对躯体刺激有反应,不能交流及服从指令,有自主运动
1	不能唤醒	对恶性刺激无或仅有轻微反应,不能交流或服从指令

（二）镇静剂的选择

1. 苯二氮䓬类　是中枢神经系统 γ- 氨基丁酸受体激动剂。具有抗焦虑、遗忘、镇静、催眠和抗惊厥作用。ICU 最常用的苯二氮䓬类药物为咪达唑仑,具有起效快、持续时间相对短、血浆清除率较高的特点。苯二氮䓬类是 ICU 患者重要的镇静药物之一,特别是用于焦虑、癫痫发作以及酒精戒断治疗。并且苯二氮䓬类药物在深度镇静、不注意、不记忆(遗忘),或联合其他镇痛镇静药使用以降低彼此不良反应方面仍具有很重要的作用。但苯二氮䓬类药物容易引起蓄积、代谢较慢,增加镇静深度,从而进一步延长机械通气时间及住院时间。

2. 丙泊酚 丙泊酚也是 ICU 常用的镇静药物之一,其特点是起效快,作用时间短,撤药后能快速清醒,且镇静深度呈剂量依赖性,丙泊酚亦可产生遗忘作用和抗惊厥作用。另外,丙泊酚具有减少脑血流、降低颅内压(intracranial pressure,ICP)和降低脑氧代谢率($CMRO_2$)的作用,用于颅脑损伤患者的镇静可减轻 ICP 的升高。丙泊酚单次注射时可出现暂时性呼吸抑制和血压下降、心动过缓,尤见于心脏储备功能差、低血容量的患者。其他的不良反应包括高甘油三酯血症、急性胰腺炎和横纹肌损伤。丙泊酚使用时可出现外周静脉注射痛,因此临床多采用持续缓慢静脉输注方式。另外,部分患者长期使用后可能出现诱导耐药。

3. 右美托咪定 是选择性 α_2 受体激动剂,通过抑制蓝斑核去甲肾上腺素释放和竞争性结合 α_2 受体,起到减轻交感兴奋风暴、冷静、抗焦虑和轻度的镇痛镇静作用,没有抗惊厥作用。由于不作用于中脑网状上行激动系统和 γ- 氨基丁酸受体,使用右美托咪定镇静的患者更容易唤醒,呼吸抑制较少。右美托咪定一般在给药 15 分钟内起效,镇静高峰出现在静脉给药后 1 小时内,能快速分布于周围组织并被肝脏代谢。对于肝功能正常的患者来说,消除半衰期大约为 3 小时。重度肝功能障碍的患者,会延长右美托咪定的清除,应适当降低剂量。右美托咪定最常见的不良反应是低血压和心动过缓,静脉负荷剂量给予过快可引起血压与心率波动,故在 ICU 给予负荷剂量时一定要注意输注速度,必要时可适当延长输注时间。另外,右美托咪定兼具镇痛作用,可减少阿片类药物的需求。

四、镇静、镇痛的管理

(一)镇静、镇痛的实施流程
镇静、镇痛实施流程如图 3-1 所示。

(二)镇静、镇痛的并发症
1. ICU 获得性肌无力 炎症反应、长期深镇静、神经肌肉阻滞剂、制动、糖皮质激素等多种因素可以导致 ICU 获得性肌无力,神经肌肉阻滞剂和深镇静是其中重要的诱导因素。神经肌肉阻滞剂通过抑制神经肌肉偶联而抑制肌肉的收缩活性,从而导致肌无力。神经肌肉阻滞剂通常与足量的镇静药物和 / 或镇痛药物联合应用。神经肌肉阻滞剂的应用不仅会导致即刻肌肉功能抑制,药物的残余效应也会导致 ICU 获得性肌无力。神经肌肉阻滞剂的持续使用也会增加肌萎缩的风险。机械通气患者通常需要使用大剂量镇痛镇静药物,这也会增加 ICU 获得性肌无力的发生,特别是在高龄患者中。

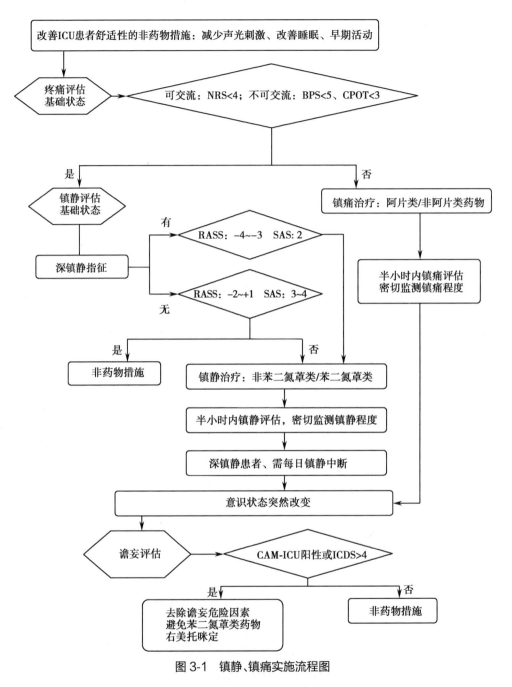

图 3-1　镇静、镇痛实施流程图

积极处理原发病、尽量减少或避免引起肌无力的药物、早期康复训练、充足的营养支持等均有助于肌无力的预防及恢复。

2. 循环功能抑制　对于血流动力学不稳定、低血容量或交感兴奋性升高的患者,镇痛镇静治疗容易引发低血压。α2 受体激动剂右美托咪定具有抗交感作用,

可导致心动过缓和 / 或低血压。因此镇痛镇静治疗期间应进行循环功能监测,根据患者的血流动力学变化调整给药剂量及速度,并适当进行液体复苏,必要时给予血管活性药物,力求维持血流动力学平稳。

3. 呼吸功能抑制　多种镇痛镇静药物都可以产生呼吸抑制,深度镇静还可以导致患者咳嗽和排痰能力减弱,影响呼吸功能恢复和气道分泌物的清除,增加肺部感染机会。因此实施镇痛镇静过程中要密切监测呼吸频率、节律及幅度,并在病情允许的情况下尽可能及时调整为浅镇静。

4. 消化功能影响　阿片类镇痛药物可抑制肠道蠕动导致便秘和腹胀。配合应用促胃肠动力药物,联合应用非阿片类镇痛药物和新型阿片类制剂等措施能减少上述不良反应。

5. 其他　镇痛镇静后患者自主活动减少,加之疼痛感觉变弱,会引起患者较长时间维持某一体位,继而容易造成压疮、深静脉血栓等并发症,因此对于接受镇痛镇静治疗的重症患者应采取加强体疗、变换体位、早期活动等方式以减少上述并发症的发生。

（三）镇静、镇痛的注意事项

1. 实施镇痛、镇静治疗前后应该常规评估患者的器官功能状态和器官储备能力。

镇痛和镇静治疗是一把双刃剑,在降低应激,保护器官功能的同时,也可能抑制某些器官的重要生理功能(如呼吸、循环)或加重某些器官(如肝脏、肾脏)的代谢负担而导致器官功能损伤或失衡。镇痛镇静药物对患者各器官功能的影响是ICU 医师必须重视的问题之一。

2. 合适的镇痛和镇静治疗会使 ICU 患者获益匪浅。

镇痛和镇静不足时,患者可能出现人机对抗、呼吸浅促、潮气量减少、心率增快、氧饱和度降低等;镇痛和镇静过深时,患者则可能表现为呼吸频率过慢、幅度减小、心率过慢、血压下降、缺氧和 / 或二氧化碳蓄积等,应结合患者病情及器官功能状态,及时调整镇痛和镇静治疗方案,避免不良事件发生。

3. 在实施镇痛和镇静之前应对患者的基本生命体征(神志、心率、呼吸、血压、尿量以及体温)进行严密监测,以选择合适的药物及其剂量,确定观察监测的疗效目标,制订最好的个体化治疗方案,达到最小的不良反应和最佳的疗效。

4. 对于血流动力学不稳定的患者,需要评估导致血流动力学不稳定的病因,选择对循环影响相对小的镇痛镇静药物,并在镇痛镇静的同时积极处理循环问题。

5. 对于肝肾功能不全的患者,需要积极评估肝肾功能,并选择合适的药物和剂量以及给药方式,同时根据肝肾功能变化对药物的剂量及时进行调整。

6. 对于呼吸衰竭而自主呼吸代偿性驱动很强的患者,需要合适的镇痛镇静深度,以尽可能减少患者过强的自主呼吸驱动、减少对肺组织的牵张损伤。

第四节　谵妄的评估、预防和管理

谵妄是多种原因引起的一过性的意识混乱状态伴有认知功能障碍。短时间内出现意识障碍和认知能力改变是谵妄的临床特征,意识清晰度下降或觉醒程度降低是诊断的关键。谵妄是重症医学科常见的医学问题。ICU 患者谵妄的发生率为35%~80%。谵妄会导致院内病死率增加、住院时间延长、认知和躯体功能下降及医疗费用增加等一系列不良后果。谵妄的评估、预防和管理在 ICU 治疗过程中具有重要意义。

一、谵妄的评估

(一) 对象

建议对于 RASS 评分 ≥ −2 分且具有谵妄相关危险因素的 ICU 患者常规进行谵妄评估。

(二) 时机

应每日评估谵妄,做到早期筛查,尽可能缩短谵妄持续时间,且每日评估可发现更多需要治疗的谵妄患者。当患者出现以下行为改变时应立即进行谵妄评估:

1. 认知功能改变,如注意力下降、反应迟钝、精神错乱。

2. 知觉改变,如幻觉、幻听。

3. 身体机能改变,如行动能力下降、躁动不安、食欲改变、睡眠障碍。

4. 社会行为改变,如无法配合、行为退缩、情绪态度的改变等。

(三) 评估工具

1. ICU 患者意识模糊评估量表(Confusion Assessment Method for the ICU, CAM-ICU)　CAM-ICU 是由美国精神学家 Inouye 根据《精神疾病诊断与统计手册》(第三版)(DSM-Ⅲ)中谵妄的诊断标准编制而成,是目前 ICU 内最常用的谵妄筛查工具。该量表共包括 4 个方面:①意识状态的急性改变或波动;②注意力障碍；③意识水平的改变；④思维紊乱。评估时若患者①和②为阳性，同时合并③或者④，即为阳性，诊断为谵妄。该评估方法的灵敏度为 89%~100%，特异度为 93%~100%，测量者间信度为 0.79~0.96。

2. 重症监护谵妄筛查量表（Intensive Care Delirium Screening Checklist, ICDSC） ICDSC 是 2001 年 Bergeron 等基于 DSM-Ⅳ 和谵妄特征开发的另一个专门由 ICU 医生和护士使用的谵妄评估量表。包括 8 项指标：意识水平改变、注意缺损、定向力障碍、幻觉或错觉、精神运动性兴奋或迟缓、不恰当的言语或心情、睡眠（觉醒）周期紊乱、症状波动。每个症状得 1 分，总分 8 分，≥ 4 分为谵妄。ICDSC 的灵敏度较高，能在较短的时间内完成，易于纳入护士的日常工作中。不足之处为：特异度较低，评估方法较为主观，且评估中包含对患者言语能力的评估，因此对于机械通气的患者应用具有一定限度。

二、谵妄的预防和管理

（一）谵妄的预防

虽然导致谵妄的诱因很多，其具体机制尚未完全清楚，但谵妄所表现的意识与认知功能损伤，一定有脑组织损伤作为物质基础。因此，预防和及时纠正各种可能导致脑组织灌注氧合损害的因素非常重要。因此，积极治疗原发病、尽量减少引起谵妄的诱发因素、改善组织和脑灌注，有利于谵妄的预防。谵妄的预防策略包括：

1. 由相对固定的医疗专业人员对谵妄高风险患者进行照护。

2. 对谵妄高风险患者给予综合评估，常规监测患者的认知、行为改变，及早干预以预防谵妄的发生，并且向患者提供有关谵妄治疗和预防的干预措施。

3. 重视和强化与患者的沟通和交流，向患者及其照顾者提供预防和管理谵妄的干预策略，鼓励家属和照顾者共同参与。

4. 应个性化制订预防谵妄的集束化干预策略，且应由经验丰富的谵妄预防多学科团队制订。推荐使用以下集束化干预策略预防谵妄的发生。

（1）维持良好的定向活动，给患者提供眼镜或助听器。

（2）促进睡眠。

（3）早期活动。

（4）疼痛控制。

（5）预防，及早发现和治疗术后并发症。

（6）保持最佳的营养摄入。

(7) 维持肠道、膀胱功能正常。

5. 推荐应用 ABCDEF（A：疼痛的评估、预防和管理；B：自主觉醒试验和自主呼吸试验；C：镇痛镇静的选择；D：谵妄的评估、预防和管理；E：早期活动和锻炼，F：家庭参与和关怀）、eCASH（早期舒适镇痛、最小化镇静和最大化人文关怀）、ESCAPE（E：早期活动和锻炼环境，S：睡眠管理、自主觉醒试验、自主呼吸试验，C：保持安静、镇静的选择，A：疼痛评估和镇痛，P：精神状态的评估，E：情感交流）等综合管理策略防治谵妄，改善重症患者的预后。

6. 推荐改善 ICU 环境、早期活动、提高患者舒适度和促进睡眠以减少谵妄的发生。

（二）谵妄的非药物干预

对于诊断为谵妄或有谵妄高风险的患者，非药物干预是一线治疗和预防方案。

1. 谵妄的非药物干预策略

(1) 使用清晰的指示，如时间、方位。

(2) 频繁的目光交流和肢体接触。

(3) 最大化减少感觉障碍。

(4) 尽量减少身体约束和导尿管留置。

(5) 限制工作人员的变化。

(6) 病室噪声最小化。

(7) 夜间低水平照明。

(8) 促进早期活动。

(9) 防止脱水。

(10) 使用非药物睡眠促进方案（包括 3 个组成部分：一杯温牛奶；音乐放松；背部按摩）。

2. 降低术后谵妄的综合性非药物干预策略

(1) 定向感觉刺激（时钟，沟通）。

(2) 减少约束。

(3) 视觉听觉的支持。

(4) 减少噪声。

(5) 睡眠促进。

(6) 疼痛控制。

(7) 避免不必要的插管。

(8) 早期活动。

(9) 早期营养支持。

第五节　睡眠促进策略

睡眠是人的一种行为状态和生理现象,是周期出现的一种自发的和可逆的静息状态。表现为机体对外界刺激的反应性降低和意识的暂时中断,是一个相当复杂的生理和心理变化过程。高质量、高效的睡眠有助于巩固记忆,调节免疫系统,协调神经内分泌功能,对身心健康至关重要。

重症监护室患者由于疾病、治疗、环境等多种因素的影响,睡眠障碍较为普遍,并可持续至患者出院后相当长一段时间。常表现为入睡困难、睡眠片段化、睡眠节律紊乱、浅睡眠时间增加、慢波睡眠及快速眼动睡眠缩短。睡眠异常不仅会增加患者在 ICU 期间的压力,还会增加广泛的不良健康影响的风险,包括心血管疾病、抑郁症、认知障碍、癫痫发作,甚至导致整体死亡率上升。

一、正常的睡眠周期

睡眠周期分为非快速眼动睡眠(non-rapid eye movement sleep,NREM sleep)和快速眼动睡眠(rapid eye movement sleep,REM sleep)。NREM 睡眠分为 3 个阶段:N1 期、N2 期、N3 期。其中 N3 又称为慢波睡眠、深度睡眠、黄金睡眠,慢波睡眠对机体具有修复作用,能够促进人体生理和心理等重要功能的修复。REM 睡眠又称为恢复睡眠,以 R 期表示。N1 期脑电图中表现为低电压混合频率波,频率在4~7Hz 的低波幅脑电图波形,没有睡眠梭形波和非觉醒相关性 K 复合波。此时,人对周围环境的注意力已经丧失,意识处于不清醒状态。N2 期脑电图中出现 1 个或多个非觉醒相关性 K 复合波或 1 个或多个睡眠梭形波。这一期颏肌电张力多变,但通常低于清醒水平,几乎无眼球运动。N3 期脑电图中出现慢波活动,频率在0.5~2.0Hz,振幅标准 >75μV,颏肌电图张力多变,但通常比清醒期低。R 期通常是低电压混合频率波,α 波比 N1 期更明显,通常频率比清醒期慢 1~2 小时,锯齿波通常出现在本期,REM 睡眠阵发性出现,颏肌电比其他睡眠期的都低,是整个睡眠周期的最低水平,可见短暂颏肌电活动。

正常成人的睡眠呈周期性,NREM、REM 睡眠交替周期出现。一夜正常的睡眠中,共出现 4~6 个周期,每个周期 90~100min。青年人 N1 期通常占总睡眠时间(total sleep time, TST) 的 5%~10%; N2 期占 TST 的比例最大, 占 50%~60%; N3 期占 TST 的 15%~20%; R 期占 20% 左右。N3 期慢波的波幅和 N3 期时长在第 1 个睡眠周期中最大。R 期每 90~120 分钟出现一次, 并在整个睡眠过程中依次延长。

二、ICU 患者的睡眠特点

充足的休息和睡眠对 ICU 患者的身心康复至关重要。但事实上, 大部分 ICU 患者都存在睡眠障碍问题, 睡眠呈现片段化(睡眠中断, 易醒, 再次入睡困难)、睡眠结构异常(浅睡眠期增加, 快速眼动期减少)、睡眠时间减少和主观睡眠质量差等特征。ICU 患者的睡眠仅有 50% 发生在夜晚, 且这部分夜间睡眠也呈碎片状, 非修复性眼睡眠占整个睡眠周期的 49%, 其中以第一期为主, 修复睡眠仅占睡眠周期的 3.6%, 并伴有节律紊乱。

三、ICU 患者睡眠障碍的影响因素

(一) 个体因素

年龄、性别、疼痛与不适以及住院前基线睡眠质量等被认为是影响 ICU 患者睡眠质量的个体因素。年龄和性别是造成 ICU 患者睡眠障碍的主要人口学因素, 年龄的增长与睡眠质量下降存在直接关系, 这在女性中表现更为明显。疼痛是不适的最严重表现形式, 引起 ICU 患者不适的主要因素包括患者体内的各种管道、伤口、被约束、口渴等。疼痛与觉醒状态相关, 尽管患者可能处于睡眠状态, 但疼痛仍然会影响正常的睡眠模式, 导致出现睡眠障碍。

(二) 环境因素

温度与湿度监测作为医院感染管理的重要环节, 对患者的舒适度及睡眠具有举足轻重的作用。在我国, ICU 环境较普通病房相对封闭, 对温度、湿度以及通风的要求更加严格。对温度的感知上, 女性、高龄患者对冷觉更为敏感。光照与噪声已被证实是影响 ICU 患者睡眠的主要环境因素。褪黑素是松果体分泌的一种内源性激素, 在同步昼夜节律中起重要作用。人体褪黑素水平主要受光照因素影响, 光照是一种重要的授时因子, 持续 20 分钟的 500lx (勒克斯) 光照度(室内日光灯约 100lx), 就足以抑制褪黑素分泌, 干扰昼夜节律, 从而影响睡眠。噪声是 ICU 患者主诉影响睡眠的最主要因素, 可以解释 11%~30% 的觉醒。噪声主要来源于医护人员的交谈以及仪器设备报警声。

（三）治疗相关因素

危重症患者病情瞬息万变,为保证及时救治需采取滴定式、不间断治疗。夜间频繁的治疗和护理操作严重影响患者的睡眠。接受医疗活动较多的患者表现出浅睡眠期增加,快速眼动睡眠减少的现象,在夜间进行的医疗活动,即使减少到最低限度,仍然能明显干扰患者的睡眠质量。而 ICU 患者大多数需要呼吸机支持,呼吸机产生的噪声、人机对抗、气体交换障碍等会扰乱患者睡眠,使得睡眠片段化、有效睡眠明显减少。

（四）药物因素

ICU 患者需使用镇静、镇痛药物以减轻痛苦与不适。ICU 中常用的镇静药物是苯二氮䓬类药物和丙泊酚。前者可减少入睡时间及减少觉醒,延长睡眠总时间,但长期应用会导致浅睡眠增加以及戒断症状。丙泊酚不仅降低睡眠质量,亦会极大增加谵妄风险。阿片类镇痛药物会抑制慢波睡眠、REM 睡眠及自主呼吸,增加谵妄发生的风险。非甾体抗炎药常应用于缓解疼痛,会增加夜间觉醒,减少总睡眠时间。尽管镇痛药物对于减轻患者痛苦不可或缺,但仍需寻找一个平衡点,同时兼顾舒适与睡眠。

此外,胺碘酮、β 受体阻滞剂会引起失眠、梦魇等;血管活性药物包括去甲肾上腺素、肾上腺素、多巴胺等,除导致失眠外也会抑制 N3 睡眠、REM;激素类药物也会使患者产生梦魇、失眠、抑制 REM 等症状。

（五）心理因素

ICU 患者因自身病情危重、隐匿性疼痛以及密闭的治疗环境等原因常处于强烈的应激状态,易出现焦虑、抑郁、恐惧甚至绝望等不良情绪,而这种情况在患者出院后仍持续存在。有研究发现睡眠障碍与疼痛的存在、焦虑、抑郁、创伤后应激障碍和疲劳等症状高度相关,其机制可能是睡眠不足导致神经内分泌应激反应系统的改变,最终产生与应激相关的心理疾病,而睡眠障碍对心理疾病的影响往往是双向的,反过来又会加剧睡眠障碍。

四、睡眠的评估和监测

（一）客观睡眠评估

1. 多导睡眠监测（polysomnography,PSG）　PSG 被认为是测量睡眠的金标准,仪器可以记录患者睡眠时的脑电图、肌电图、心电图、血氧饱和度、鼾声、口鼻气流、胸腹运动和呼吸动度等十余项指标,通过分析可以计算出各阶段睡眠时间、觉醒和微觉醒次数、睡眠效率等参数。

2. 体动记录仪/腕动计（actigraphy，Act） Act 由传感器、存储设备、锂电池和数据处理系统构成，形状似手表，可佩戴在手腕、脚踝等躯体部位。仪器使用加速度感受器感应身体动作的变化，依设定的时间每隔一定时间记录一次手腕的活动，以客观的方式测量活动 - 睡眠 - 休息的变化，进行数据分析处理后得出睡眠时间相关参数，但是不能提供睡眠结构信息。体动记录仪相对于 PSG，价格低廉，使用简便，佩戴后便可感知并记录患者的活动信息。

3. 脑电双频指数（bispectral index，BIS） BIS 是将脑电图的功率和频率经双频分析后的混合信息拟合成一个最佳数字，用 0~100 表示，使用方便，广泛应用于麻醉深度监测和意识状态的评估。BIS 可以正确区分浅睡眠和深睡眠，可以作为睡眠监测的替代方案。

客观评估工具虽不受患者意识障碍的影响，但其操作过程较为复杂，花费较高，且需要专业人员协助监测与处理数据，在 PICS 患者中并不适用。因此，对 PICS 患者睡眠障碍的理想评价方式为主观评估。

（二）主观评估量表

1. 匹兹堡睡眠质量指数量表（Pittsburgh Sleep Quality Index，PSQI） 详见第二章第一节。

2. 理查兹 - 坎贝尔睡眠量表（Richards-Campbell Sleep Questionnaire，RCSQ） 主要用于 ICU 患者睡眠质量的评估。测试内容为 5 个条目：睡眠深度、入睡时间、觉醒次数、觉醒时间比例、整体睡眠质量。5 个条目分别采用 0~100mm 视觉模拟评分法；直线最左端 100 分（睡眠好），直线最右端 0 分（睡眠差）；得分为 5 个条目打叉点到最右端距离的平均分，0~25 分为睡眠质量差，26~75 分为一般，76~100 分为质量好。该量表克龙巴赫 α 系数为 0.89~0.92，内容效度为 0.84。

3. 睡眠状况自评量表（Self Rating Scale of Sleep，SRSS） 筛选不同人群（1 个月内）中有睡眠问题者，也可用于效果对比研究。量表分为 10 个条目：睡眠不足、睡眠质量、觉醒不足、睡眠时间、入睡困难、睡眠不稳、早醒、多梦夜惊、服药情况、失眠后反应。每个条目分 5 个等级（1~5 分），总分 10~50 分，分数越高睡眠问题越严重，其中 ≥ 23 分者评定为失眠。该量表克龙巴赫 α 系数为 0.642，内容效度为 0.563。

4. 失眠严重程度指数（insomnia severity index，ISI） 测量受试者在过去 2 周内的失眠严重程度。测试内容为 7 个条目：睡眠开始的严重程度、睡眠维持、清晨醒来的问题、睡眠不满、睡眠障碍对白天功能的干扰、别人对睡眠问题的注意、睡眠障碍引起的苦恼。5 个等级（0~4 分），总分 28 分，分数越高，说明失眠症越严重；无失眠（0~7 分）、亚阈值失眠（8~14 分）、中度失眠（15~21 分）、严重失眠（22~28 分）。该量表克龙巴赫 α 系数为 0.90~0.91。

PSQI 在 ICU 患者中应用较为广泛，该量表评估内容可全面了解患者的睡眠情况及主观感受，其不仅适用于危重患者，还适用于精神障碍者和健康群体。但该量表评估周期较长，而 RCSQ 简单、方便，评估所用时间短，已在 ICU 住院患者中普遍应用。SRSS 量表由我国自主开发研制，其更适用于本土化研究，但在 ICU 患者中的应用较少。

五、ICU 患者睡眠促进策略

（一）ICU 期间

1. 非药物干预

（1）改善病房内环境：降低噪声水平，尤其是在休息时间和晚间。维持噪声水平晚间低于 40dB，白天低于 45dB。医护人员要根据患者年龄、性别、病种、病情设置个体化的仪器报警参数水平，而不是将阈值设置为正常生理水平，可减少不必要的仪器报警。建立仪器报警管理制度，尽快处理仪器报警，关掉暂时不用的仪器，尽可能地减少噪声源，控制噪声水平。

合理调节灯光的强度。由于危重患者的褪黑素代谢并非正常昼夜节律，所以使用灯光将褪黑素分泌调节到正常的生理节律尤为重要。一般成年人重症监护室的荧光灯光照强度可达 600lx，即使晚间较短，照射光水平也有 50~100lx，会抑制褪黑素的分泌。晚间调暗灯光，降低病床周围监护设备的亮度，以及为患者佩戴眼罩都是降低光源对患者睡眠干扰的方法。

与患者建立良好沟通，及时、有效、个性化地满足患者的保暖或降温需求，提升患者舒适感，促进睡眠。

（2）治疗相关管理：合理安排治疗与休息时间，维持 ICU 患者昼夜节律，从而改善睡眠质量。在充分权衡利弊，保证医疗和护理需求的情况下，优先保留必要的治疗、监测干预措施，使操作集中化，减少不必要的操作，以维持患者的睡眠周期。选择合适的机械通气模式，减少人机对抗并给予适当的镇痛治疗，及时评估患者病情，在病情允许的情况下尽量减少机械通气的时间。

（3）心理护理：通过与患者交流，减少焦虑与不安。在无禁忌的情况下进行身体按摩,提供放松的音乐和图像。动态评估患者的各项合理需求并及时给予满足,建立适当的探视制度或替代策略(如视频通话,日记交流),以减轻其焦虑及负性情绪,提升患者的睡眠体验。

2. 药物干预　一旦非药物干预措施无效,就需要酌情给予助眠药物。常用于治疗失眠症的药物见表 3-5。

表 3-5　常用镇静催眠药物总结

药物类型	药物名称	用法用量(成年人)	不良反应
苯二氮䓬类	地西泮	口服:5~10mg,睡前服	思睡、头昏、乏力、记忆力下降等;孕妇、妊娠期妇女、新生儿禁用
	氟西泮	口服:15~30mg,睡前服	嗜睡,需定期检查肝功能与白细胞计数
	氯氮䓬	口服:10~20mg,睡前服	嗜睡,需定期检查肝功能与白细胞计数
	硝西泮	口服:5~10mg,睡前服	嗜睡
	艾司唑仑	口服:1~2mg,睡前服	嗜睡、口干、乏力等
	劳拉西泮	口服:1~2mg,睡前服	头晕、嗜睡、共济失调等,重症肌无力、青光眼患者禁用
吡咯酮类	唑吡坦	口服:10mg,睡前服	与其他中枢抑制药合用可引起严重的呼吸抑制,严重呼吸功能不全、睡眠呼吸暂停综合征、肝功能不全、肌无力患者禁用
	佐匹克隆	口服:3.75~7.50mg,睡前服	偶见嗜睡、口苦、口干、肌无力、遗忘等,严重呼吸功能不全、睡眠呼吸暂停综合征、重症肌无力患者禁用
褪黑素及褪黑素能类	美乐托宁	舌下含化:3mg,睡前 1~2 小时服	乏力、头痛、呕吐等
	雷美替胺	口服:8mg,睡前服	嗜睡、眩晕、疲劳等
阿米替林	三环类抗抑郁药	口服:10~25mg,睡前服	口干、视物模糊、便秘、排尿困难等
多塞平	三环类抗抑郁药	口服:3~6mg,睡前服	嗜睡、头痛等
去甲肾上腺素能和特异性血清素能抗抑郁药	米氮平	口服:3.75~15mg,睡前服	过度镇静、食欲体重增加等

续表

药物类型	药物名称	用法用量（成年人）	不良反应
食欲肽受体拮抗剂	苏沃雷生	口服：5~20mg，睡前服	幻觉、嗜睡、发作性睡病等
静脉镇静/麻醉剂	丙泊酚	静脉注射：5~10mg/(kg·h)	低血压、呼吸抑制、注射部位局部疼痛等
α受体激动剂	右美托咪定	静脉注射：负荷量 1μg/kg，超过 10~20 分钟后维持滴注 0.1~0.2μg/(kg·h)	低血压、心动过缓、口干等

（二）居家期间

患者在居家期间的睡眠障碍主要是以失眠为主，《2017 年中国失眠症诊断和治疗指南》推荐心理治疗和药物治疗，其中心理治疗是指南首选的失眠症治疗方法，长期疗效心理治疗要优于药物疗法。总体来说，心理治疗通过改变失眠症患者的不良认知和行为因素，增强患者自我控制失眠症的信心。具体治疗方法中，指南推荐认知治疗、睡眠限制、刺激控制、松弛疗法、矛盾意向疗法、多模式疗法、音乐疗法和催眠疗法。

1. 失眠的认知行为疗法 认知行为疗法是一组通过改变思维和行为的方法来改变不良认知达到消除不良情绪和行为的心理治疗方法。1993 年 Morin 和 Kowatch 将认知疗法、刺激控制疗法和睡眠限制疗法加以整合，提出了失眠的认知行为疗法，并被美国睡眠医学委员会推荐用于原发性失眠的治疗。治疗失眠最常用的认知行为疗法包括刺激控制、睡眠限制、睡眠卫生、放松训练和认知疗法。

（1）刺激控制疗法（stimulus control therapy，SCT）：目前，刺激控制疗法是治疗失眠方法中研究次数最多，也被认为是最有效的一种方法，且该疗法可以作为独立的干预措施应用。这一治疗模式主要用于睡眠起始和维持障碍。刺激控制疗法是通过减少卧床时间，以消除患者存在的床和觉醒、沮丧、担忧等这些不良后果之间的消极联系，重建一种睡眠与床之间积极明确的联系，以使得患者迅速入睡，即通过严格执行规定的睡眠作息以促使稳定睡眠觉醒时间表的形成。

刺激控制疗法的具体内容主要包括：①当感觉到困倦时才上床；②除了睡眠和性活动外不要在卧室进行其他活动；③醒来的时间超过 15 分钟时离开卧室；④再次有睡意时才能回到卧室；⑤不论睡眠量多少，在一周七天保持一个固定的起床时间。③⑤按需要可重复进行。刺激控制疗法对一般人群来说都具有良好的耐受性，但对躁狂症和伴有跌倒风险的患者应慎重运用。

(2)睡眠限制疗法(sleep restriction therapy,SRT):睡眠限制疗法主要用于存在睡眠起始和维持障碍的患者。该方法是通过缩短卧床时间(不少于 5 小时),使患者对睡眠的渴望增加。这一疗法和刺激控制疗法的目的一致,都是通过最小限度地缩短在床上的觉醒时间,来达到重建床和睡眠之间的联系的目的。睡眠限制疗法需要患者将卧床时间(time in bed,TIB)限制至他们的平均总睡眠时间。为达到这一目的,通过减少卧床时间至平均总睡眠时间来降低睡眠可能,可以帮助患者制订一个固定的觉醒时间。平均总睡眠时间通过测量每日基本的睡眠时间获得,治疗标准中建议限制时间应不少于 5 小时。但睡眠限制疗法不适用于有躁狂病史、癫痫、阻塞性睡眠呼吸暂停和有跌倒风险的患者。

(3)睡眠卫生教育:对于入睡及睡眠维持困难的患者,提倡进行睡眠卫生教育,同时进行睡眠限制治疗和刺激控制治疗。睡眠卫生教育有可能是一种增加总睡眠时间的方式。随着危重护理的迅速发展,患者还可通过 ICU 联络护士、ICU 后门诊及利用远程技术等接受睡眠健康教育指导。睡眠卫生教育指南见表 3-6。

表 3-6　睡眠卫生教育指南

1. 你只需睡到能第二天恢复精力即可
限制卧床时间能帮助整合和加深睡眠。在床上花费过多时间,会导致片段睡眠和浅睡眠。不管你睡了多久,第二天规律地起床
2. 每天同一时刻起床,一周 7 天全是如此
早晨同一时间起床会带来同一时刻就寝,能帮助建立"生物钟"
3. 锻炼
制订锻炼时刻表,但不要在睡前 3 小时进行体育锻炼。锻炼帮助减轻入睡困难并加深睡眠
4. 你的卧室很舒适而且不受光线和声音的干扰
舒适、安静的睡眠环境能帮助减少夜间觉醒的可能性。不把人吵醒的噪声也有可能影响睡眠质量。铺上地毯、拉上窗帘及关上门可能会有所帮助
5. 你的卧室夜间的温度适宜
睡眠环境过冷或过热可能会影响睡眠,因此应使卧室保持适当的温度
6. 进餐,且不要空腹上床
饥饿可能会影响睡眠。睡前进食少量零食(尤其是碳水化合物类)能帮助入睡,但避免过于油腻或难消化的食物
7. 避免过度饮用饮料
为了避免夜间尿频而起床上厕所,避免就寝前喝过多饮料
8. 减少所有咖啡类产品的摄入
咖啡因类饮料和食物(咖啡、茶、可乐、巧克力)会引起入睡困难、夜间觉醒及浅睡眠,即使是早些使用咖啡因也会影响夜间睡眠

9. 避免饮酒,尤其在夜间

尽管饮酒能帮助紧张的人更容易入睡,但之后会引起夜间觉醒

10. 吸烟可能影响睡眠

尼古丁是一种兴奋剂。当有睡眠障碍时,尽量不要于夜间抽烟

11. 别把问题带到床上

晚上要早些时间解决自己的问题或制订第二天的计划。烦恼会干扰入睡,并导致浅睡眠

12. 不要试图入睡

这样只能将问题变得更糟。相反,打开灯,离开卧室,并做一些不同的事情如读书。不要做兴奋性活动。只有当你感到困倦时再上床

13. 把闹钟放到床下或转移它,不要看到它

反复看时间会引起挫败感、愤怒和担心,这些情绪会干扰睡眠

14. 避免白天打盹

白天保持清醒状态有助于夜间睡眠

（引自：王东岩 . 中西医结合睡眠医学概要［M］. 北京：人民卫生出版社,2020.）

2. 药物治疗　根据 2017 年《中国失眠症诊断和治疗指南》推荐在心理治疗的基础上,酌情给予催眠药物,从而达到缓解症状、改善睡眠质量、延长有效睡眠时间、提高患者生活质量的目标。药物治疗应遵循个体化、按需、间断足量的原则。指南推荐的用药种类选择的顺序为：首选短、中效的苯二氮䓬受体激动剂或褪黑素受体激动剂（如雷美替胺）、具有镇静作用的抗抑郁药物（如曲唑酮、米氮平、氟伏沙明和多塞平）,后者尤其适用于伴有抑郁和 / 或焦虑症的失眠症患者。指南不推荐抗癫痫药、抗精神病药作为首选药物使用,仅适用于某些特殊情况和人群。某些非处方药和中草药,如抗组胺药、褪黑素和酸枣仁等证据有限,指南不推荐作为失眠症的一线治疗药物。

第六节　呼吸机使用策略

一、呼吸机在 ICU 患者中的应用

机械通气（mechanical ventilation,MV）是一种维持患者通气和氧合的高级生命支持技术,是救治 ICU 患者的重要手段之一,在危重症患者的救治中发挥着不

可或缺的作用。

(一) 有创机械通气

有创机械通气(invasive mechanical ventilation)是指应用有创的方法建立人工气道,通过呼吸机进行辅助呼吸的方法。危重症患者由于药物、疾病或其他原因导致持续呼吸功能不全,需要进行气管插管和机械通气支持机体的氧合和通气需求。在成人危重症治疗中,呼吸机的作用是通过正压打开气道并向肺内送气。然而正压机械通气是把双刃剑,它可以降低肺内分流改善氧合、改善毛细血管分流,但使用有创机械通气也会造成一系列的并发症,包括肺不张、气压伤、呼吸机相关肺损伤、呼吸机相关性肺炎、过度通气和通气不足等。

(二) 无创机械通气

无创机械通气(non-invasive ventilation,NIV)指呼吸机通过口鼻面罩、鼻罩、全脸面罩或口罩等与患者相连进行正压通气、无须建立有创人工气道的通气方式的统称。NIV 技术包括正压通气和负压通气,在重症监护中主要应用正压通气方式。NIV 可以促进无法成功完成有创机械通气自主呼吸试验(spontaneous breathing trial,SBT)的患者尽早拔管,如慢性阻塞性肺疾病急性加重或神经肌肉疾病等患者。选择合适的 NIV 可降低临床插管率,减少人工气道相关院内肺炎的发生。对于成功完成 SBT 但存在拔管失败风险的患者,往往需要在拔管后直接使用 NIV,可有效预防拔管失败。对于成功完成 SBT 但拔管后因各种原因而发展成为呼吸衰竭的患者需谨慎使用 NIV。NIV 使用过程中需要将面罩严密固定以防漏气,但这种固定会增加鼻梁或耳廓压疮的发生率。若面罩固定不严密出现漏气,会对眼结膜产生刺激。此外,高流量干燥气体可导致鼻充血、口干舌燥、胃胀气。连接装置导致的幽闭恐惧症还会使患者烦躁,患者与呼吸机之间的协调性下降,从而影响机械通气效果。

二、MV 与 PICS

呼吸机治疗等侵入性操作可加重患者机体一系列心理和生理应激反应,增加患者焦虑、抑郁等心理障碍风险,甚至可恶化机体生理功能。对 ICU 患者而言,无论是有创机械通气还是无创机械通气,均为 PICS 的危险因素,且 MV 时间越长,PICS 发生率越高。ICU 患者 MV 时间大于 7 天,ICU-AW 的发生率可达 25.0%,重症多发性神经病、危重症肌病中发病率则高达 58.0%。有创机械通气需要气管插管或气管切开,导致患者痛苦并可引起多种并发症。此外,进行有创机械通气的患者通常会进行吸痰、约束、长时间的卧床与制动、频繁的护理操作等,这些都可能使患者觉得自己受到了威胁,失去自控能力,患者会产生一系列急性心理应激反应,如愤怒、紧张、纠结等,以及早期闯入性记忆与压力体验,进而诱发 PICS。对于进行无创机械通气的 ICU 患者而言,无创呼吸机辅助通气会增加患者的不适感,使患者出现害怕、痛苦和惊慌等不良情绪,不良情绪及压力则有可能会导致 PICS 的发生。

三、MV 患者 PICS 的预防策略

(一) 尽早撤机

1. 撤机筛查评估　撤机筛查评估是撤机的第一步,也是必不可少的环节。研究显示,经历非计划性拔除气管插管的 ICU 患者 50% 以上不需要再次插管,这表明临床医生可能会低估患者的呼吸能力,造成撤机延迟和医疗资源浪费。撤机评估可帮助医护人员识别出患者是否满足撤机要求,避免延时 / 过早撤机风险。患者进行撤机前筛查评估须满足 4 个基本条件,包括: 导致呼吸衰竭的原因已经好转、充分的通气和氧合功能(通过动脉血氧分压等指标判断)、具备自主呼吸能力和稳定的血流动力学。MV>24 小时的患者应每日评估撤机准备度。

2. 撤机方案实施　患者一旦通过撤机筛查,应选择合适的方案进行实质性撤机。临床应根据实际情境结合循证证据制订个体化的撤机程序。撤机包括 3 个方面要素: 判断撤机准备度的客观标准、逐渐减少支持的指导方针、拔管前评估的客观标准。自主呼吸试验是判断能否撤机的最好方式,患者耐受 30~120 分钟自主呼吸试验即可考虑撤机和拔管。经典的自主呼吸试验可通过 T 管、持续气道正压或低水平压力支持模式进行,而耐受是指完成该试验时患者达到了若干提前设定的生理标准。证据建议,通过 5~8cmH$_2$O 压力支持模式而非 T 管或持续气道正压模式进行自主呼吸试验,且每日自主呼吸试验次数≤ 1 次。

3. 气管导管拔除　气管导管的拔除是撤机的最后一步,拔管过程的实施、拔管后的管理与患者预后密切相关。在拔除气管导管前,须评估患者的气道保护能力、咳嗽能力以及气道通畅程度。气道保护能力包括咳嗽力度、意识水平以及分泌物量的评估,咳嗽时呼气峰流速≤ 60L/min 或者分泌物量 >2.5ml/h 的患者更容易发生拔管失败。气囊漏气试验最常用于检测气道通畅性,其操作可通过气囊放气后听诊气道周围气流声或测量在容量控制通气模式下吸入和呼出潮气量之差,如

导管周围没有气体流动,或吸气潮气量与呼气潮气量差值<110ml,则可能存在气道不畅。对气囊漏气量减少的患者,应在拔管前4小时或更早给予短程糖皮质激素治疗。拔管时患者尽量取直立体位,充分吸净口腔和气管导管内分泌物,指导患者深吸气,在呼气期气囊放气并且以一次性流畅的动作撤走气管导管,拔管过程中严密监测生命体征。对于存在拔管失败高风险的患者,拔管后可预防性应用无创机械通气,拔管后早期积极管理可防止再插管。

4. 人员组织管理 撤机是一个动态、复杂的过程,撤机方案的实施常常需要医生、呼吸治疗师、护士等多学科成员共同参与,合作进行。医生对患者病情有全面的了解,呼吸治疗师能够在撤机过程中进行客观的呼吸力学监测及其他指标评估,而护士作为患者身边的首要观察者,能够在第一时间对患者撤机过程中的临床表现及病情变化做出判断、反馈和决策。执行撤机的医护人员需具备扎实的基础知识和判断病情变化的能力和经验,并对程序化撤机有深入的理解和良好的合作。临床科室应加强对医护人员进行有创机械通气撤机知识、方案、程序的持续培训,加深医护人员对程序化撤机的全面理解,同时鼓励护士积极参与撤机过程,促进多学科团队之间的深度协作,从而优化撤机过程,保障患者安全。

(二) 减少呼吸机相关性肺炎的发生

机械通气的侵入性操作常会引起呼吸机相关性肺炎(ventilator-associated pneumonia,VAP)的发生,一旦发生VAP会延长患者机械通气时间,造成脱机困难,增加患者住院费用和病死率,给社会和患者家庭造成沉重的精神负担和经济负担。预防VAP应采取集束化策略,综合性的预防措施比单个手段更为有效。

1. 手卫生 控制院内感染最基本的要素是确保没有病原体在患者之间相互传播,而手卫生是控制医院感染最简便、经济、有效的手段。因此,医护及其他人员接触患者时应严格按手卫生时机正确做好手卫生。另外,应根据不同病原体的传染途径采取不同的预防措施,包括穿隔离衣、戴手套、戴面罩、重复利用的医疗器材必须经过严格的灭菌消毒才能重新使用等。

2. 人工气道护理 VAP的防治,经口气管插管比经鼻气管插管更有优势。人工气道气囊压保持在呼气相20~30cmH$_2$O有利于减少分泌物进入气道和减少气道局部损伤。使用带声门下吸引功能的气管插管可减少VAP的发生,但需注意可能因吸引造成的气道损伤及插管造成的喉部损伤。此外,也可以选择表面覆盖银涂层的气管插管,使用黏液清除器来防止分泌物在人工气道内黏附。

3. 呼吸机管路 呼吸机管路通常不需要常规更换,勿随意脱开呼吸机管路以保持内部不受污染,当有污染时需及时更换。密闭式吸痰管作为管路的组成部分,同样也不需要常规更换。管路中的冷凝水应及时倾倒并经过无菌手段处理。

4. 保持口腔卫生 口腔卫生是 VAP 防治中极其重要的环节,目的是减少口腔内及咽部定植细菌,主要包括分泌物吸引、刷牙、使用氯己定漱口等措施。

5. 使用无创机械通气。

6. 呼气末正压 设置呼气末正压至少 5cmH$_2$O。

7. 体位管理 对于促进肺复张、预防肺不张,维持皮肤完整性都有重要意义。在无禁忌证的前提下,机械通气患者应保持床头抬高 >30° 的体位,以避免胃内容物反流及误吸。

8. 胃肠道管理 首先推荐预防消化性溃疡的发生,在保持营养的前提下,防止胃过度扩张,减少反流。

(三) 早期功能锻炼

在患者机械通气期间,为维持患者的生理稳定性,预防非计划性拔管等意外发生,多对患者采取约束措施。然而机械通气患者长期约束制动会导致一系列并发症,如 ICU-AW、谵妄、VAP、膈肌功能不全等,导致机械通气时间和住院时间延长,严重的并发症甚至会危及患者生命,缩短患者的生命周期。

ICU 机械通气患者进行早期活动可以减少长期制动导致的并发症,改善患者的预后。早期身体活动可以促进神经再生、血管生成和神经营养因子的释放,促进神经系统功能的恢复,降低焦虑和抑郁等症状,改善认知功能。早期功能锻炼是一个逐步递增的过程,最初由医护人员或家属辅助开展肢体被动训练,随着患者意识清楚后,在医护人员的指导下自主开展主动活动训练,在整个过程中遵循从四肢到躯干,从床上到床边再到床下的过程。

(四) 保护性肺通气

现代机械通气模式与自主呼吸相比,是一种"反生理"的通气模式,呼吸机相关性肺损伤(ventilator-induced lung injury,VILI)不可避免。机械通气的不恰当设置可以触发促炎介质的释放并激活炎性细胞,将细胞水平转化成生物水平信号传入细胞,激活一系列炎性反应通路导致炎性因子大量释放,氧自由基活化,促炎因子和抗炎因子的失衡等导致肺损伤。从而导致肺上皮细胞的损伤,甚者造成肺泡毛细血管内皮损伤、肺毛细血管基底膜暴露,病理表现为肺间质水肿、肺泡出血、肺血管重塑和肺血栓形成等,造成肺顺应性下降,肺动脉压增高,严重者可导致急性肺源性心脏病,甚至死亡。而保护性肺通气策略可以显著降低机械通气患者肺部并发症的发生率。

小潮气量通气、呼气末正压通气、手法复张和降低氧浓度是保护性肺通气的整体理念。机械通气时,以往的观念是使用较大潮气量(10~12ml/kg)来保证氧合,预防肺不张,却增加了炎性反应和肺损伤的风险。最新的理念是使用小潮气量(6ml/kg)。低潮气量控制炎性反应,降低肺损伤风险,但潮气量不是导致肺损伤最主要的因素,驱动压(平台压与内源性呼气末气道正压之间的差值)过高才是造成患者呼吸机相关性肺损伤的主要原因。因此,可以通过小潮气量降低驱动压来实施肺保护。降低吸入氧浓度也是预防肺不张、减少肺损伤的手段之一;吸入氧浓度应该是在满足患者氧合情况下越低越好,含氮越高,肺泡萎陷越少。

(五) 早期心理支持

心理护理有利于促进患者对自身病情的认知和理解,预防不可避免的恐惧、焦虑等发生,使患者身体和生活质量朝着积极的方向发展。ICU 病房的医护人员在对有创机械通气和无创机械通气患者的照护过程中,应该细心解释呼吸机通气的目的、意义,尽量与患者进行沟通交流,鼓励患者,使患者能够理解、配合,减轻患者的心理负担,增加战胜疾病的信心。在进行约束或吸痰等操作前对患者进行解释说明、动作轻柔,尽量减轻患者的不适感。ICU 患者转出后容易形成一种不安全感、被抛弃感,家庭成员在应对急危重症时可出现焦虑和抑郁的反应,表现为过度保护行为。应加强对 ICU 患者及家庭成员的早期心理护理,可以使其感受到来自医护人员、社会的支持,从而增加战胜疾病的信心,降低 PICS 的发生率。

第七节　营养管理策略

危重患者在高度应激状态下,其代谢特点发生改变,分解代谢加速,而合成代谢受限制。机体对能量以及各种营养物质的需要量增加,但机体自身无法满足营养需求,必须依靠外源性营养物质的补充才能维护正常的器官结构和功能,并防止多器官功能衰竭的发生。2016 年,欧洲临床营养与代谢协会(European Society for Clinical Nutrition and Metabolism,ESPEN)指南推荐需对危重患者早期进行营养治疗,以减轻患者能量和蛋白质消耗,维持正常的生理功能及维护小肠上皮细胞的结构和功能,减少肠道细菌移位。重症患者的营养支持应基于患者的病理生理变化与器官功能特点才能获得有益的预后效果。患病前营养基础、疾病特点、损伤的严重程度、器官功能及治疗选择等,均是合理制订营养支持策略需要考虑的因素,而加强评估、恰当供给与过程管理是实现最佳营养治疗效果的关键。

一、营养风险评估

存在营养异常及较高营养风险的重症患者,才能从早期积极的营养支持中获益。危重患者营养不良风险评估是实施营养治疗的关键。目前,常见的危重患者营养不良风险评估量表有 3 种:微型营养评估精法、营养风险筛查、重症营养风险评分。

(一)微型营养评估精法

微型营养评估精法(short-form mini-nutrition assessment,MNA-SF)是 Rubenstein 等人基于简易营养评价法(mini nutrition assessment,MNA)简化而来的,通过评估以下 6 个条目来判断患者是否存在营养不良或风险。①近期体重丢失情况;②体重指数(body mass index,BMI);③急性疾病或应激;④活动情况;⑤精神状态;⑥自主进食情况。MNA-SF 总分 14 分,12~14 分提示营养状况良好;8~11 分提示营养不良风险;0~7 分提示营养不良(表 3-7)。

表 3-7　微型营养评估精法(MNA-SF)

指标	分值			
近 3 个月体重丢失	>3kg 0 分	不知道 1 分	1~3kg 2 分	无 3 分
BMI	<19,0 分	19~<21,1 分	21~<23,2 分	≥ 23,3 分
近 3 个月有应激或急性疾病	否,0 分	是,2 分	—	
活动能力	卧床,0 分	能活动、但不愿意,1 分	外出活动,2 分	—
精神疾病	严重痴呆抑郁 0 分	轻度痴呆 1 分	没有 2 分	
近 3 个月有食欲减退、消化不良、咀嚼吞咽困难等	食欲严重减退,0 分	食欲轻度减退,1 分	无这些症状,2 分	—

(二)营养风险筛查

营养风险筛查 2002(nutrition risk screening,NRS 2002)是 2002 年 ESPEN 推荐

使用的住院患者营养风险筛查方法,是基于 128 个随机对照试验(RCT)而制订的筛查工具。同时也是中华医学会肠外肠内营养学分会及美国肠外肠内营养学会推荐住院患者营养风险筛查量表。包括年龄、疾病严重程度和近期营养状况 3 个维度,总分为 7 分,评分 ≥ 3 分为有营养风险,提示营养因素可能影响患者临床治疗结局,需要根据患者的临床情况,制订基于个体化的营养治疗计划并干预。而评分 <3 分者虽目前没有营养风险,但应在其住院期间每周筛查 1 次,若筛查结果 ≥ 3 分,则进入营养支持治疗程序。该量表适用于住院时间 >24 小时的成人患者(表 3-8)。

表 3-8　营养风险筛查评估表(NRS-2002)

姓名:		住院号:		体重指数(BMI):		
年龄:		床号:		白蛋白(g/L):		
临床诊断:						
		评估内容			分数	若"是"请打"√"
疾病严重程度		骨盆骨折或者慢性病患者合并有以下疾病:肝硬化、慢性阻塞性肺疾病、长期血液透析、糖尿病、肿瘤			1	
		腹部重大手术、脑卒中、重症肺炎、血液系统肿瘤			2	
		颅脑损伤、骨髓抑制、重症患者(APACHE-Ⅱ>10 分)			3	
近期营养状况		正常营养状态			0	
		3 个月内体重减轻 >5% 或最近 1 周进食量(与需要量相比)减少 20%~50%			1	
		2 个月内体重减轻 >5% 或 BMI 18.5~20.5 或最近 1 周进食量(与需要量相比)减少 50%~75%			2	
		1 个月内体重减轻 >5%(或 3 个月内减轻 >15%)或 BMI<18.5(或血清白蛋白 <35g/L)或最近 1 周进食量(与需要量相比)减少 70%~100%			3	
年龄		年龄 ≥ 70 岁加算 1 分			1	
总分						
评估日期:　　年　月　日				评估者:		

注:1. 体质量指数(BMI)= 体重(kg)÷ 身高 ^{2}(m^2)

2. 评分结果与营养风险的关系:

(1)评分 ≥ 3 分(或胸水、腹水、水肿且血清蛋白 <35g/L 者)表明患者营养不良或有营养不良风险,即应该使用营养支持治疗。

(2)评分 <3 分:每周筛查。若筛查结果 ≥ 3 分,即进入营养支持治疗程序。

(3)如患者计划进行腹部大手术,就在首次评定时按照分值(2 分)评分,并最终按新总评分决定是否需要营养支持(≥ 3 分)。

（三）重症营养风险评分表

重症营养风险评分表（nutric score）又称 NUTRIC 评分，是加拿大学者 Heylend 等在 2011 年提出，该评分表主要适用于急危重症患者营养风险的评估，能弥补常用营养风险筛查工具的缺陷。其评估内容包括患者年龄、疾病严重程度、器官功能情况、并发症、炎症指标及入住 ICU 前的住院时间。同时将 6 项指标分别给予赋值，总分相加即为 NUTRIC 分值。有 IL-6 指标时，总分 0~5 分为低营养风险组，6~10 分为高营养风险组。无 IL-6 指标时，总分 0~4 为低营养风险组，5~9 分为高营养风险组，得分越高患者死亡风险越高（表 3-9）。

表 3-9　重症营养评分表（nutric score）

变量	范围	得分
年龄 / 岁	<50	0
	50~75	1
	>75	2
APACHE-Ⅱ评分 / 分	<15	0
	15~19	1
	20~28	2
	>28	3
SOFA 评分 / 分	<6	0
	6~10	1
	>10	2
并发症数量 / 个	0~2	0
	>2	1
入住 ICU 前的住院天数 / 天	0~1	0
	>1	1
IL-6/（pg/ml）	0~400	0
	>400	1

注：APACHE-Ⅱ评分为急性生理与慢性健康评分；IL-6 为白细胞介素 6。

二、营养治疗的方式和启动时间

营养支持治疗（medical nutrition therapy）包含经口营养补充、肠内营养（enter

nutrtion,EN)及肠外营养(parenteral nutrition,PN)3 种。所有 ICU 住院患者,特别是住院时间超过 48 小时的患者,均应考虑实施营养支持治疗。对于能自主进食的患者首选经口营养补充,对于不能自主进食的危重症患者(且无肠内营养禁忌)48 小时内启动早期 EN,早期 EN 优于早期 PN。但有以下情况者不适宜早期 EN:

1. 休克尚未得到控制、血流动力学与组织灌注目标尚未达到的患者应考虑延迟喂养。一旦纠正休克,应尽早开始低剂量 EN。

2. 低氧血症与酸中毒未控制时应延迟 EN。

3. 尽管 EN 是预防消化道出血的独立保护因子,但存在活动性上消化道出血时应停止,但建议出血停止后 24~48 小时开始 EN。

4. 仅胃残留量(gastric residual volume,GRV)高而无腹胀等症状时应首先考虑使用促胃动力药或空肠营养,促胃动力药处理后 GRV 仍大于 500ml/6h 者应延迟 EN。

5. 明显肠缺血与肠梗阻的患者应停止 EN。

6. 合并腹腔间室综合征(abdominal compartment syndrome,ACS)的患者应暂停 EN。因 ACS 是一种影响内脏灌流并由此危及生命的临床情况,应首先给予降腹内压治疗。

7. 瘘口远端无可营养肠道的高流量肠瘘患者,暂不宜选择 EN。

三、肠内营养喂养不耐受的预防和管理

(一) 喂养不耐受的定义

肠内营养是 ICU 患者首选营养治疗方案,其在维持肠道功能和调节肠菌群平衡等方面优于肠外营养。喂养不耐受(feeding intolerance,FI)是重症监护患者行 EN 过程中最易出现的并发症。美国肠内肠外营养学会在 2016 年明确了 FI 的定义,FI 是指在 EN 过程中出现:①胃肠道不良反应症状,有呕吐、反流、腹胀、腹泻、胃肠道出血、肠鸣音减弱或消失、便秘、GRV ≥ 500ml/24h 以及其他任何临床原因引起的对肠内营养液不耐受症状。②经过 72 小时 EN,仍不能实现 83.68kJ 的能量供给目标。③因任何临床原因需停止 EN。符合以上其中 1 项或多项,则诊断为 FI。但是 EN 的暂停如果因为医务人员的临床操作及护理等原因导致,则不能诊断为 FI,此定义广泛应用于在国内外的相关研究中。

(二) 肠内营养喂养不耐受的相关因素

1. 疾病因素 病情越重,患者 EN 耐受性越差。危重患者因机体产生应激反

应,一方面可引起神经 - 体液改变,引起腹腔脏器血管剧烈收缩,导致胃肠黏膜缺血甚至糜烂,影响胃肠道功能。另一方面,机体应激会造成激素水平的异常,抑制胃黏液合成与分泌,并且诱发机体组织蛋白分解、消耗和丢失,出现低蛋白血症,引起胃肠黏膜水肿,进一步加重胃肠黏膜损伤,从而导致危重症患者肠内营养的耐受性下降。此外,危重患者的喂养不耐受还可能与血糖异常有关,发生喂养不耐受的重症患者往往都有短暂性血糖升高,而高血糖一方面会反射性降低胃窦部平滑肌的张力,减弱胃窦动力,使胃潴留、胃排空障碍等症状加重;另一方面会增加幽门部活动,诱导胃 - 十二指肠不协调收缩,导致胃排空障碍。

2. 药物因素　镇静镇痛是 ICU 治疗的重要组成部分。ICU 患者非神经性疼痛建议首选阿片类药物作为镇痛剂,ICU 常用的镇静药物有苯二氮䓬类、丙泊酚和右美托咪定等,然而阿片类药物和镇静药物在发挥作用的同时,会对胃肠道平滑肌上的阿片受体产生作用,抑制肠道兴奋性神经递质的释放,导致肠道蠕动减慢。而镇静药物也会一过性松弛食管下括约肌,产生胃食管反流而导致 FI 的发生。当 ICU 患者需要大剂量使用儿茶酚胺类药物时,如去甲肾上腺素 $>1.0\mu g/(kg\cdot min)$ 时,会诱导消化道血流减少,干扰胃肠运动,导致 FI 的发生。危重患者通常因各种感染而应用大量抗生素,从而扰乱了肠道微生态平衡,导致肠道菌群失调,引起胃肠道功能障碍,出现相关性腹泻,表现为肠内营养喂养不耐受。此外,红霉素是临床广泛应用的一种大环内酯类抗生素。红霉素是一种胃动素受体的激动剂,小剂量使用可以加快胃肠活动,促进胃排空。大剂量使用能够在重症患者急性胃滞留时重启胃运动,但会引起肠蠕动加快,导致腹泻,肠痉挛和呕吐。ICU 患者在肠内营养期间,钾制剂是患者肠内营养喂养不耐受的独立危险因素之一。钾制剂是高渗性溶液,渗透性高,进入小肠会导致胃肠腔内液体增多,超过肠道自身吸收能力使其发生腹泻。且钾制剂在使用剂量较大或空腹时对胃肠道产生较强的刺激作用。ICU 患者机体处于应激状态或有禁食经历,通常胃肠道不耐受钾制剂。因此,医护人员在临床工作中使用大量抗生素及高浓度药物时,应密切关注患者有无胃肠道不良症状发生,早期识别 FI,早期防治。

3. 机械通气　行机械通气治疗的重症患者,尤其行呼气末正压通气治疗者,胸腔内压力增加,回心血量与心排血量减少,使肠系膜动脉供血不足影响肠道功能。此外,机械通气还会损伤食管下括约肌功能,减小胃底食管夹角(His 角),导致胃食管反流。另外,机械通气还可引起患者的腹内压(intra-abdominal pressure,IAP)升高,可直接引起肠绒毛断裂,损伤肠黏膜,进而抑制患者的胃肠蠕动与排空能力,导致患者的胃肠功能障碍。当 IAP ≥ 20mmHg 时,肠内营养不耐受的发生率可增加 2.7 倍,且腹压升高是肠内营养不耐受的危险因素之一。因此,我们在评估患者 FI 的发生风险时,对于正在接受机械通气尤其是行呼气末正压通气的重症监护患者,应当密切监测腹内压,警惕腹内压过高而导致肠内营养喂养不耐受的发生。

4. 肠内营养制剂 肠内营养制剂的温度、输注速度和渗透浓度均是影响 EN 耐受性的重要因素。肠内营养常见的污染途径有制剂污染或输注管道污染,实施肠内营养操作台面的污染,肠内营养制剂存储不当,以及患者自身可能患有导致腹泻的感染性疾病等,这些途径均会增加腹泻发生的风险。因此,护士在为患者准备肠内营养制剂及实施过程中需严格执行无菌操作原则,按照 2016 年美国危重患者肠内与肠外营养学分会推荐意见,每 24 小时更换管饲,运用循证护理方法提高肠内营养患者喂养耐受性,并且对可能导致腹泻的感染性或其他疾病进行评估及干预。

(三) 肠内营养喂养不耐受的评估

1. 评估工具 肠内营养耐受性评分表包括腹胀 / 腹痛、恶心 / 呕吐、腹泻 3 个条目,根据患者的实际情况依次评 0~5 分,0 分表示无症状,5 分表示症状较重,总分为 15 分。根据评分结果对肠内营养方案进行调整,评分为 0~2 分时,维持原速度继续肠内营养,并给予对症治疗;3~4 分时,减慢速度继续肠内营养,2 小时后重新评估;≥ 5 分时,暂停肠内营养,重新评估或更换输入途径(表 3-10)。

表 3-10 肠内营养耐受性评分表

	0分	1分	2分	5分
腹胀 / 腹痛	无	轻度腹胀、无腹痛	明显腹胀或腹痛自行缓解或腹内压 15~20mmHg	严重腹胀或腹痛不能自行缓解或腹内压 >20mmHg
恶心 / 呕吐	无,或持续胃肠减压无症状	恶心无呕吐	恶心呕吐(不需要胃肠减压)或 GRV>250ml/ 次	呕吐,且需要胃肠减压或 GRV>500ml/ 次
腹泻	无	稀便 3~5 次 /d,量 <500ml	稀便 ≥ 5 次 /d 且量为 500~1 000ml	稀便 ≥ 5 次 /d 且量 >1 000ml
总分	0~2 分:继续肠内营养,增加或维持原速度,每日评估			
	3~4 分:继续肠内营养,减慢速度,2~4 小时后重新评估			
	≥ 5 分:暂停肠内营养,并做相应处理(包括停止 EN、使用促动力药物等)			

2. 胃残余量监测 随着 ICU 患者 GRV 监测研究的日渐深入,注射器回抽监

测 GRV 的准确性和有效性越来越受到质疑。注射器回抽法监测 GRV 受患者体位、注射器型号、胃管的直径和位置、营养液、操作手法等因素的影响,其结果可能造成重症监护患者肠内营养的延迟或中断,导致患者营养摄入不足等多种并发症,从而影响预后。随着床旁重症超声的推广,超声法测量 GRV 被广泛应用。超声测量胃窦大小及面积,然后参照年龄和胃窦面积对比表间接估算 GRV,其准确性高于注射器回抽法。而在不具备超声监测 GRV 的条件下可采用注射器抽吸法取代。同时超声还可以看到胃窦的蠕动频率,厚度的增减来帮助我们判断胃动力。2018年欧洲临床营养与代谢协会指出,对于存在喂养不耐受或高误吸风险的重症患者,建议每 4 小时监测一次 GRV。

3. **胃肠道症状监测**　根据患者有无胃肠道不适症状,如腹部不适、恶心及呕吐、反流、腹胀、腹泻及肠鸣音等,来判断是否发生了喂养不耐受,该方法简单直观。对于颅脑损伤、昏迷、镇静镇痛及机械通气等无法沟通的患者,恶心及腹部不适等主观症状不易被医护人员发现,并且胃肠道不适症状的出现表明患者已经发生了 FI,不能作为预防评估 FI 的最佳方法。胃肠道症状监测法简单易监测,但也受患者疾病本身、药物等因素的影响。所以胃肠道症状监测法备受质疑,需要结合床旁超声及其他新技术新方法共同监测。

(四) 肠内营养喂养不耐受的预防策略

1. **合理选择营养制剂**　常用的肠内营养药物根据其化学结构和药理作用分为两类:①氨基酸型和短肽型,即要素型;②整蛋白型,即非要素型。肠内营养制剂品种较多,各有特点,应当根据患者的疾病状况、胃肠道的消化吸收能力及消化道功能是否完整、营养需求,选择适合患者的肠内营养制剂。对于胃肠道功能良好的患者,推荐选择整蛋白营养制剂。对于像克罗恩病、急性胰腺炎等胃肠功能不良的患者,推荐选择不需消化过程便可吸收的短肽型。对于肿瘤、糖尿病、烧伤、创伤及肺部疾病等,根据疾病患者选择特异性肠内营养制剂。对于胃肠道功能完全丧失或大型手术的重症患者,可考虑全肠外营养支持治疗。

2. **优化营养喂养方案**　对重症患者常规采用留置鼻胃管经胃喂养,喂养期间,将床头抬高 30°~45°,需平卧的患者除外,如休克、腰椎穿刺术后患者、全麻术后患者。将营养制剂温度调节至接近生理正常体温。尤其对于老年喂养相关性腹泻患者,维持营养液温度在 38~42℃为宜。对早期肠内营养支持喂养不耐受的危重症患者,如急性呼吸窘迫综合征/急性肺损伤患者和预期机械通气时间大于 72 小时的患者,采用滋养型喂养方案(41.8~83.7kJ/h 或 2 092.9kJ/d),持续 6 天。

3. **合理使用促胃肠动力药物**　对于重症监护患者在实施肠内营养期间,连续

两次监测胃残余量 >250ml 时,考虑使用促胃肠动力药,减少重症患者胃残余量,进而降低喂养不耐受的发生率。当胃残余量达到 150ml 时红霉素和甲氧氯普胺均能加快胃和小肠蠕动,刺激上消化道,加速危重患者胃排空,减少胃残余量,提高喂养耐受性。对于经鼻胃管喂养不耐受的成人危重患者,在使用促动剂 24~48 小时后,胃肠不耐受症状仍存在、胃排出梗阻、胃瘫或有高误吸风险的患者,应采取幽门后喂养(如鼻肠管),以避免胃潴留、胃内容物反流和误吸等严重并发症的发生。

4. IAP 的监测与管理　对于存在 IAP 增高的患者,推荐采用间接测量法监测膀胱内压力和根据 IAP 调整肠内营养喂养方案:至少每 4 小时监测 1 次 IAP。IAP 为 12~15mmHg 时,可以继续进行常规肠内营养;IAP 为 16~20mmHg 时,应采用滋养型喂养;当 IAP>20mmHg 时,则应暂停肠内营养。

5. 中医疗法　可以采用中医的内服和外治对重症患者进行辨证论治,常见的中医外治有贴敷、按摩推拿、针灸、灌肠等治疗。对于腹胀及恶心呕吐者,建议采用理气通腑的方法,如应用生大黄(10~15g)、大承气汤或厚朴排气合剂等内服,灌肠剂、桃核承气汤等灌肠,芒硝 150g 敷脐,也可采用针灸穴位或采用新斯的明 1mg 足三里穴位注射或腹部按摩。对于危重症肠内营养喂养期间腹泻的患者,建议采用内服附子理中丸联合神阙穴艾灸或内服资生丸汤剂。

四、ICU 患者营养供给目标

(一) 能量目标

应激后能量代谢改变是由内分泌激素与炎症因子调控,与应激的程度以及持续的时间相关。尽管能量代谢改变有先升高后降低的规律,但不同的应激程度与性质,其反应程度不同,与机体应激后发生的炎症与代谢反应直接相关。一般严重烧伤与多发创伤患者在创伤早期能量消耗明显升高,择期手术的患者能量消耗仅短暂、轻度升高,而合并休克与器官功能衰竭的危重患者,能量消耗升高并不突出甚至下降。因此,对重症患者能量供给的目标是满足机体对能量的需求,同时避免加重代谢紊乱。间接能量测定是近年来重症指南推荐的评价能量消耗的"金标准"。

(二) 蛋白质目标

机体损伤后激发的"自噬",使蛋白质降解活化,产生更多的氨基酸,通过三羧酸循环提供产生 ATP 的原料,转运至肝脏,成为糖异生的底物,参与能量代谢。这在某种程度上是机体代偿葡萄糖代谢受抑制的一种反应,导致早期蛋白质代谢活跃,需早期增加补充蛋白质。这种分解代谢的反应可使 10 天内机体蛋白质丢失达到 10%~25%,并使营养状况迅速恶化。因此,早期较充分的蛋白质供给十分重要。有研究显示,蛋白质摄入量分别为 0.79g/(kg·d)、1.06g/(kg·d)、1.46g/(kg·d)时,重症患者的病死率分别为 27%、24%、6%。有关重症患者营养支持的国际指南均推荐,蛋白质供给目标为 1.2~1.5g/(kg·d),并强调蛋白质供给应在早期(72 小时内)达到目标量的 80% 以上。此外,还要重视早期功能锻炼,对于促进肌肉合成与增加肌肉力量亦十分重要。

五、小结

ICU 患者的个体差异性较大,实施营养支持治疗时,应充分考虑不同疾病、不同病程阶段(早期、复苏后、稳定期和长期住院)以及不同并发症的特点。指南推荐只是共性的规律与原则,对重症患者并不完全适合。因此,正确分析每例患者疾病与个体特性对代谢的影响是必要的。营养支持策略需依病情与治疗的改变而调整,由此达到理想的营养支持治疗效果。

第八节　物理治疗和作业治疗

一、ICU 物理治疗

(一)胸部物理治疗

1. 呼吸肌训练　将双手置于患者下胸廓膈肌两侧感知患者的呼气相和吸气相,通过腹部或侧胸部适度力量加压对患者进行腹式呼吸指令引导;吸气阻力训练是指治疗师双手放在两侧肋间,呼气手向内向下用力,吸气对抗双手恢复至原位。

2. 手法振动排痰　将双手放于患者侧胸壁或腹部感受患者呼气相和吸气相,吸气时不施加压力随患者吸气手慢慢上,然后在患者呼气末在痰鸣音听诊明显部位快速高频振动,以促进细小支气管痰液松动排入大气道。

3. 膨肺技术　膨肺技术是指通过扩张已塌陷肺泡和小气管,从而使肺部内外产生压力差,进而促进支气管分泌物的排出。该技术可增加肺的顺应性,从而有利

ER3-8-1
膨肺技术

于气体交换,促进肺功能的恢复。膨肺时需要在正确适当的压力值和潮气量下进行,同时需注意监测患者的各项生命体征,以确保患者的人身安全。而对于易发生胸骨骨折的患者则应避免胸部叩击和震荡等会造成严重后果的理疗技术,如若必须操作应当特别谨慎进行。操作视频见 ER3-8-1。

4. 体位引流 体位引流是利用体位及重力的变化使得液化痰液从细支气管流向主支气管,最终从气道排出的方法。体位的选择根据患者的病情需要选择,同时引流的体位可以在呼吸科医生的指导下综合 X 光检测结果来制订。实际上,抬高患者头位是预防 VAP 最为简单经济的方法,抬高头位是通过减少患者的胃内容物和呼吸道、消化道分泌物的反流,通常这些分泌物内常有潜在病原菌存在,而促使痰的产生。如果没有禁忌证,就应当将患者体位抬高 30°~45°,以有效减少 VAP 发生。

(二)预防下肢深静脉血栓的物理治疗

1. 分级加压弹力袜(graduated compression stocking,GCS) 在脚踝处施加最大压力,压力从脚踝开始向上逐渐降低。GCS 的主要作用机制是通过增加深静脉血液流速和静脉血液回流来改善静脉血流动力学。研究认为 GCS 可通过袜子的压力梯度确保下肢血液回流,从而减少静脉血液瘀滞、反流或者流到浅静脉。适当的渐变压力可以缩小深静脉直径,增加血流速度,此外还可以加强骨骼肌泵的收缩作用,促进静脉回流,改善淋巴引流。但 GCS 会导致某些不良反应,包括皮肤水疱、溃破和坏死,甚至可能引起下肢截肢。由于弹力袜的上述特点,GCS 常被用于皮肤条件较好的患者。

2. 间歇充气加压(intermittent pneumatic compression,IPC)装置 IPC 装置的作用机制现在已经明确,它是通过在下肢间断施加外部压力增加肌肉泵的作用来增加动静脉血流量。IPC 装置可在增加静脉回流的同时降低静脉压力,从而增加动静脉压力梯度及血流量。但 IPC 可能会引起医院感染的传播;此外,IPC 装置同样会导致皮肤水疱、坏死等并发症。

3. 踝泵运动 踝泵运动是模拟正常人的小腿肌肉泵功能的人为干预活动,小腿肌肉泵是血液从下肢回流至心脏的主要作用力。小腿肌肉的收缩可以推动 60% 以上的血液从深静脉向心脏流动。已有研究证实,对正常人踝关节施加不同压力增加踝关节背屈角度后,腘静脉的回流较休息位时有不同程度的增加。因此,理论上踝泵运动可促进小腿的静脉回流,从而起到预防下肢深静脉血栓(DVT)的作用。

4. 神经肌肉电刺激(neuromuscular electrical stimulation,NMES)　是一种无创的并且安全的治疗技术。NMES 有 2 个电极(阴极和阳极),阴极置于目标肌肉的腹部上方,阳极可以放置在肌腹(靠近阴极)或更远侧,即在肌腱上或在肢体的相对侧。NMES 在两个表面电极之间产生电场,产生从阳极到阴极进入组织的电流,激活位于靶组织中不同的可兴奋元件(例如运动神经纤维、感觉神经纤维、肌肉纤维)。NMES 旨在通过激活肌肉内运动神经分支来产生骨骼肌收缩,通过足够高的电流强度传递以引起可见或可触摸的肌肉收缩,超出其运动阈值。NMES 能作为主动抗阻训练的补充以提升正常受试者的肌力以及保持心血管呼吸、神经系统、骨骼疾病等存在肌肉功能障碍患者的肌肉质量和功能。与自主收缩类似,NMES 的效果是通过适当的刺激强度刺激肌肉来获得,适当的刺激强度能够提供适当的工作负荷(机械应力)同时增加局部的氧气消耗(代谢应激)。由于肌肉力量只对强度足以促进诱发转录并诱导新的肌原蛋白合成的机械应力和代谢应激有反应,因此肌肉收缩激活的数量对于维持肌肉力量十分重要。在肌肉训练强度 >40% 最大随意收缩(maximal voluntary contraction,MVC)时,肌肉质量增加,并且当 NMES 强度越高,其力量训练的效果会更好。因此,在 NMES 刺激时,应尽可能高地诱发肌肉张力以达到机械应力和代谢应激的水平来诱导肌肉产生强化适应。

(1)NMES 的作用

1)预防 ICU 患者肌肉萎缩:ICU 获得性衰弱是 PICS 生理功能障碍较严重的表现,是神经肌肉功能紊乱所致的障碍,临床多表现为四肢偏瘫或截瘫、肌肉萎缩、反射减弱及脱机困难等,甚至部分患者完全恢复后,仍存在一定程度周围神经病变及全身肌肉萎缩,严重影响患者生活质量及预后。分解代谢增加在肌肉萎缩中极为常见,并且在重症患者中急剧增加,尤其是脓毒症患者。而 NMES 是通过在皮肤放置电极,用对人体无害的电流刺激肌肉群内神经引起肌肉收缩,从而达到保持肌梭体积与肌力的功效,可以减少分解代谢并促进肌肉蛋白的合成代谢,从而防止肌肉萎缩。

2)提升 ICU 患者运动功能:运动锻炼作为干预手段可以提高躯体力量和功能,减轻炎症程度和影响氧化应激反应,可以预防 ICU 患者发生 PICS 风险。而NMES 在改善患者运动功能方面的作用可能与肌肉横截面积和肌肉力量增加有关,肌肉横截面积增加更有利于肌肉合成代谢与分解代谢的平衡,同时患者股四头肌耐力的增加也可能增加 NMES 后的步行耐力。另一种可能性是运动期间通气要求的降低可能使 NMES 后行走能力改善,即步行试验期间通气量的减少与步行距离的改善独立相关。关于 NMES 增加肌肉强度的潜在分子机制有待研究,目前认为可能是增加了肌球蛋白重链的数量,从而降低氧化反应。

3)缩短 ICU 患者机械通气时间:有创机械通气作为一项侵入性治疗操作,会增加患者躯体的不适感,会使患者出现痛苦、害怕、惊慌等不良情绪,而躯体的不适感及不良情绪的压力可能会导致患者 PICS 的发生,机械通气时间越长,其发生 PICS 的风险就越大。在重症患者中,机械通气与增加泛素 – 蛋白酶体系统的活性,降低肌球蛋白重链水平以及增加 AKT-FOXO 信号有关。同时,由于 ICU 患者通常需要制动,尤其是机械通气的患者,而制动引起的肌肉不活动加速了丝氨酸蛋白酶活性,导致肌肉蛋白分解,以及激活蛋白水解的泛素 - 蛋白酶体途径。由于最大吸气压和最大呼气压直接影响机械通气患者的脱机时间,并且与四肢力量存在高度的相关性,因此机械通气时间与肢体力量是通过呼吸肌的功能来介导的。此外,单次的下肢 NMES 可以增加患者非刺激肌肉的耗氧量和血管再灌注率。这种非 NMES 直接刺激肌肉的改变反映了 NMES 的全身作用,且可能与 NMES 治疗期间心排血量的增加部分相关。此外,NMES 治疗时的中枢命令与机械反应引起的交感神经系统兴奋从而引起收缩压增加,心率加快,血容量及心排血量的变化有关,从而引起耗氧量的增加,且最终反映为 NMES 带来的全身性改变,影响患者的心肺功能并且减少机械通气时间。

(2)NMES 应用于 ICU 患者的不良反应及禁忌证:NMES 最常见的不良反应包括局部皮肤的过敏红肿、水肿和皮肤损伤。虽然这些不良反应并不会给患者带来生命危险,并且在清醒的患者中并不常见,但应用于昏迷患者时仍需要仔细观察。对于精神障碍和癫痫未得到充分控制的患者以及细菌感染患者,也应避免使用 NMES。在颈动脉窦区域可能会干扰血压调节。心律失常、充血性心力衰竭或其他心脏异常患者的胸部区域,最好避免应用 NMES。

二、ICU 的作业治疗

作业疗法(occupational therapy,OT)是指为恢复患者功能,有目的、有针对性地从日常生活活动、生产劳动、认知活动中选择一些作业对患者进行训练,以缓解症状和改善功能的一种治疗方法。OT 对危重症患者出院后的远期康复和生活质量有重要价值,OT 的干预旨在最大限度地恢复或提高患者的独立生活和劳动能力,提高生活自理能力,缩短其回归家庭和社会的过程。常见的功能性作业治疗包括串珠子、系纽扣、钉木钉、洗脸、梳头、穿脱衣服等。ICU 谵妄的作业治疗包括认知训练、早期活动、环境干预、家庭支持。

(一) 认知训练

ICU 患者发生谵妄高风险时主要伴有注意力、定向能力和思维混乱等认知功能的改变。谵妄高风险患者常常出现注意力难以集中和持续。ICU 患者因为疾病和医疗环境的影响,往往对自己所处空间、地点、时间和自身状态缺乏认知,导致定向和思维混乱。早期的注意力、定向力和思维训练可以激活一系列大脑功能,如警觉性、视知觉、记忆力、解决问题能力以及言语能力。作业治疗包含认知刺激,主要使用卡牌、记忆和注意游戏之类进行认知刺激。谵妄防治的认知训练应该侧重于定向能力、注意力和记忆的刺激,如时间、地点、人物、身体状态等相关事件,治疗可以通过患者喜欢的、感兴趣的活动介入,以此增加患者的良好体验和促进其主动参与。

(二) 早期活动

ICU 患者的早期活动主要有以下三类:主被动关节活动度(range of motion, ROM);移动为主的功能性活动,如转移、站立、步行等;作业活动,包括日常生活活动、上肢和手功能为主的活动。早期活动,特别是日常生活活动能力的训练,可以改善患者出院时的独立生活能力,减少谵妄的持续时间。

1. 床上被动活动　昏迷、严重神经功能障碍、烧伤、镇静或接受特殊治疗的患者(如主动脉内球囊反搏、持续床旁血液滤过等)可以进行床上被动活动。目前认为高强度的床上活动依旧不能抵消卧床所致的不良反应,因此提倡尽量不选择床上活动。

2. 床边坐立　协助患者坐起,让患者坐在床沿,尽量使双脚接触地面。活动过程中要扶稳患者的躯干,直至其能独立坐稳。首次活动 20 分钟,耐受者逐次增加 10~20 分钟,持续 1~2 天。

3. 坐床旁椅上　当患者躯干、上肢及下肢的肌肉足够维持其坐于床旁椅上时,可以选择该项活动方式。一般首次尝试时间为 1 小时,之后每次活动增加 1~2 小时,每天进行 1~2 次。

4. 床边站立　该项活动方式可能需要两种器械设备支持。一种用于躯干和下肢肌力能够在一定程度上耐受站立、但是不能行走的情况,患者可以根据自己的情况选择是否需要上臂支持;另外一种用于具有广泛严重神经肌肉功能障碍、不能自行站立的情况,患者需要被固定在器械台面上以保证安全。一般在物理治疗师的辅助下每次站立 10~30 分钟。

5. 协助行走　使用行走辅助器或在工作人员的扶持下行走。行走的时间和距离取决于患者的耐受程度。行走过程中需要一辆轮椅跟在患者背后,以备患者疲劳和 / 或因呼吸困难而需要暂停活动。

(三)环境干预

ICU 环境的优化可以改善患者谵妄的发生和持续时间,影响患者的康复效果。相关指南均推荐对 ICU 环境进行优化,进行具有现实导向的环境布置和促进睡眠,以及缓解情绪的环境改造和提供辅具。作业治疗中的环境有物理环境、人文环境、文化环境等,还包含提供可以帮助患者完成日常生活的辅具和工具。重症监护病房的物理环境主要以具有现实导向的环境布置为主,如患者床旁可视范围内给以日历、时间的信息,以增强患者的时间定向刺激;粘贴专职护理和治疗患者医护人员的照片,以增加对人物和周围环境的认知刺激;使用电视机或电脑,让患者能与外界保持联系。ICU 病房的人文环境优化包括共同制订连续的护理计划、医护人员与患者间的沟通交流等。辅具的使用可以帮助患者更好地参与治疗,如椅子或坐便椅以及助行器的使用,若患者有视力和听力的障碍,也可提供如眼镜、助听器等工具,让患者可以获得更多的感官刺激。优化 ICU 病房的噪声和光照环境,提高患者睡眠质量;根据需要为患者提供眼罩、耳塞等工具;若患者伴有焦虑,提供耳机和音乐播放器,播放利于睡眠和放松的音乐或声音。

(四)家庭支持

家属积极参与谵妄的管理,减少患者的社会剥夺可以预防和改善谵妄的发生。家庭照顾者参与谵妄的管理可以减少住院时间,改善患者家属的情绪,且可能会减少谵妄的持续时间。家属参与主要有:

1. 鼓励家庭成员参与谵妄评估 家庭成员了解患者的性格特征和行为方式,能够早期发现患者出现的,同时也是护士易忽略的细微的性格改变和 / 或行为异常。

2. 鼓励家庭成员干预谵妄

(1)鼓励家庭成员携带家庭照片或将对患者有重要意义 / 个性化的物品置于床旁,并通过与患者进行言语(鼓励患者表达内心的想法)或非言语(握住患者的手或抚触)沟通,以提升患者对 ICU 环境的熟悉程度,疏解患者内心的不良情绪,提高 ICU 患者的心理稳定性。

(2)积极邀请家庭成员参与到患者的认知功能训练活动中,以弥补医护人员因对患者背景及人生经历缺乏系统、全面的了解,以及在对患者进行认知功能训练时缺少相应素材;在 ICU 护士的指导与辅助下,由家庭成员每日对患者进行时间、地点、人物及自我定向力训练,并提供患者关于入住 ICU 的原因、每日护理计划及开展相关护理活动的原因,配合采用怀旧疗法(与患者讨论家庭的美好回忆)或告知患者关心的家事,以增加患者对自身疾病及治疗护理现状的了解程度并激发患者的治疗参与感和自我照护意愿。

(3)协助护士对患者进行生活照护(剃须、梳发、修剪指甲、擦浴、协助早期活动和进食)及症状管理/病情观察(疼痛控制/观察谵妄体征)。

(4)为感知障碍的患者提供感知刺激,可根据患者 GCS 的评分进行针对性干预,若患者 GCS 总分为 12~15 分,采取语言唤醒、音乐疗法。以语言唤醒为例,每天在病床前呼唤患者名字,向患者讲一些鼓励的话语,或为其朗读感兴趣文章、故事。若GCS 总分 <12 分,在上述基础上加入早期被动引导干预,遵循神经发育顺序,活动时先上后下,先近端后远端,先大关节后小关节。如每日用棉絮丝、毛线刺激触觉,帮助/检查患者正确佩戴眼镜或助听设备等,帮助患者循序渐进恢复感知。

第九节 ICU 的运动与早期康复

一、早期活动的概念

ICU 患者实施早期活动的理念于 20 世纪 90 年代即被提出。在 ICU 内的"活动"是指具有足够强度产生生理效益的体力活动,即可达到加强循环、中枢和外周血液灌流、通气、肌肉新陈代谢和警觉性的活动。早期活动的启动时间目前尚存在争议,通常认为在患者入住 ICU 72 小时内进行的身体活动为早期活动。患者在ICU 内的早期活动大多是由多学科团队提供与患者生理状态相适应的康复运动,包括被动运动、主动运动、呼吸功能锻炼、肌肉电刺激等。

二、ICU 患者早期活动的安全性和可行性

ICU 患者早期活动已被证实是安全可行的,通常不会发生严重的安全事件或伤害。由活动引起的心率、血压、呼吸频率、潮气量等指标的变化均在可接受范围内。早期活动强调多学科协作共同参与,以重症科医师、护士为主导,康复治疗师、

呼吸科医师、患者家属等共同参与。基于目前国内现状,ICU 运动与早期康复多以护士为主导,因 ICU 护士具备扎实的重症患者管理及救护能力,能保障重症患者在运动及康复过程中的安全。开展早期活动前建议对主要利益相关者进行有关 ICU 患者早期活动和活动益处 / 重要性的教育和培训。向患者及家属讲解早期活动过程中的注意事项,并与患者建立非沟通语言策略。

三、早期活动的开展现状

目前,尽管许多研究已证实早期活动有诸多优点,但早期活动的开展率仍不理想。据调查,澳大利亚机械通气患者早期活动的比例为 12.9%,苏格兰机械通气患者早期活动的比例为 35.9%。Nydahl 等对德国 116 所医院调查发现,55.0% 的 ICU 患者在 24 小时内接受床上翻身等局限早期活动,24.0% 的患者接受床旁高水平活动,仅 4.0% 的患者进行下床早期活动。国内学者调查发现,早期活动在 ICU 机械通气患者中的开展率为 19.2%,在非机械通气患者中的开展率为 23.5%,在带气管插管的患者中的开展率仅 5.31%。ICU 内早期活动的形式多样,但目前早期活动的开展形式以床上被动活动和床上坐起为主,床旁站立、下地行走的实施率偏低。

四、实施早期活动的阻碍因素

(一) 患者层面的因素

患者的病情是限制早期活动开展的重要因素。机械通气患者常因镇痛或镇静治疗使早期活动开展受限,而非机械通气治疗患者由于 ICU 治疗时间相对较短,加之 ICU 医护人员的重视度不够高,开展早期活动的比例也较低。有研究表明,APACHE-Ⅱ 评分与早期活动的开展频率呈负相关,提示病情较重的患者往往无法满足早期活动的筛查标准。气管插管并非早期活动的禁忌证,但此类患者因其血流动力学及心肺储备能力较差,在实施早期活动时可能出现气管滑脱风险而需更多医护人员参与,使早期活动的实施受阻。部分患者由于病情和治疗因素,如病情不稳定、骨折、疼痛状态、连续性血液透析、谵妄或躁动、睡眠障碍,也影响了早期活动的开展。

(二) 医护人员层面的因素

医护人员作为 ICU 患者早期活动的直接实践者,是早期活动开展顺利与否的关键因素。调查显示,ICU 医护人员对患者早期活动相关知识掌握情况有待提高,对早期活动的信念较好但部分观点仍需转变,且早期活动的执行率不高。多项研究均表明,ICU 护士对患者早期活动的知识有待提高,信念较好,但行为一般。因此,管理者应加强对 ICU 医护人员早期活动的相关培训,提高医护人员对患者早期活动的认知,促进早期活动在临床中开展。

ICU 医护人员还因工作量繁重、担心医患纠纷及自身权益保障等现实问题,使其主动实施早期活动的信心下降。尽管大多数 ICU 医护人员了解早期活动的重要性,但由于担心医患关系和自我伤害等问题,包括患者及家属不理解、开展过程中工作量剧增、意外事故或因早期活动引起病情恶化等,使其实施早期活动的主动性降低。在实际工作中,ICU 护士还受到责任不够明确的影响,常需长时间等待康复医师和医生医嘱,导致患者早期活动时间推迟。因此,要加强护理人员身心保障,明确其责任,有助于促进 ICU 患者早期活动的开展。

此外,临床缺乏早期活动标准化指南和临床路径也是阻碍护士为患者实施早期活动的又一障碍因素,需完善早期活动相关标准和规范的制定,提高 ICU 护士实施早期活动的信心。

(三) 患者及家属层面的因素

ICU 患者对早期活动相关知识的了解十分欠缺。大多数患者认为在 ICU 是其疾病发展最严重的时期,此阶段应以治疗和休息为主。部分患者及家属由于担心患者在早期活动过程中出现病情加重、管路滑脱、设备仪器松脱等风险,对 ICU 内早期活动持主观质疑或反对态度。此外,患者在 ICU 期间的疼痛、睡眠障碍以及焦虑或恐惧心理也在一定程度上阻碍其进行早期活动。

(四) 人力资源和仪器设备短缺

为一例患者实施早期活动常需 2~5 名医护人员参与,对人力资源配置提出了较高的要求。人力资源缺乏是制约 ICU 患者早期活动最主要的因素。目前国内多数 ICU 均存在人力资源不足的现象,如缺乏职业康复医师、呼吸治疗医师等,不能形成多学科团队,限制了早期活动的开展。此外,仪器设备及培训资源短缺也阻碍了早期活动的开展。国内 ICU 开展早期活动的比例和强度均较低,其中 ICU 护士人力资源短缺是第一大因素,其次是缺乏相关仪器和设备。因此,ICU 管理者应重视人力资源和仪器设备的配置,强化医护人员为重症患者开展早期活动的意识。

五、ICU 患者早期活动的评估

(一) 初始评估

1. 早期活动的适应对象　ICU 成人患者,尤其是在可自主呼吸、能够合作且无颅内高压情况下,应尽早运动。机械通气与不合作不是 ICU 早期活动的禁忌证。对于收缩压 >170mmHg 或颅内高压、不稳定骨折、近期急性心肌梗死和开放性腹部伤口的终末期患者,禁忌早期活动。

2. 早期活动的启动时间和启动指征　早期活动的启动时间尚不明确。指南提出,当危重患者心血管、呼吸和神经系统稳定时可以开始早期活动。满足如下标准时可以启动康复或活动:

(1)心血管系统:心率(HR)60~130 次 /min,收缩压 90~180mmHg,平均动脉压 60~100mmHg。

(2)呼吸系统:呼吸频率(R)8~40 次 /min,经皮动脉血氧饱和度(SpO_2)>90%,吸入氧浓度(FiO_2)<0.6 且呼气末正压(PEEP)<10,气道(气管插管或气管切开)得到充分保护。

(3)神经系统:能够睁眼及说话,无新发或症状性心律失常、胸痛伴心肌缺血、不稳定脊髓损伤或病变、不稳定骨折、活动性或无控制的消化道出血等情况。

(4)其他方面:无活动性出血、无下肢深静脉血栓等禁忌证。

推荐使用标准的交通信号灯建议系统来协助临床医生评估 ICU 患者早期活动安全性标准,红色表示需要谨慎,因不良事件风险很高或不良事件的后果很严重;黄色表示可以活动,但只有在 ICU 多学科团队进一步考虑和 / 或进一步讨论之后;绿色表示可以安全协助患者进行活动。

(二) 持续评估

实施早期活动后,持续动态评估是保障患者安全的重要方法。目前,关于持续评估的具体时机和方法,无统一标准。活动过程中,建议参照 Nickels 等的研究,每隔 10 分钟对患者呼吸系统、心血管系统、神经系统、其他器官功能、管道固定情况等进行评估。一旦出现以下情况,应及时暂停活动。

1. 心血管系统　HR<60 次 /min 或 >130 次 /min,收缩压 <90mmHg 或 >180mmHg,平均动脉压 <60mmHg 或 >100mmHg。

2. 呼吸系统　R<8 次 /min 或 >40 次 /min,$SpO_2 \leqslant$ 90%,需要注意气道安全(气管插管或气管切开)。

3. 神经系统　意识改变,如不遵指令,轻快,好斗,或易激惹。此外,如果有下列临床症状,或新发的临床事件:新发的心律失常,胸痛伴心肌缺血,呼吸机不同步,坠床 / 摔倒,出血,医疗器械切除或故障,患者自诉或临床医生观察到的呼吸窘迫。

六、早期活动的实施方案

早期活动的时间、强度和频率没有固定模式。目前常见的活动方案包括渐进式功能锻炼和目标导向功能锻炼。

（一）渐进式功能锻炼

1. 四级功能锻炼　韩汝宁等根据患者 RASS 评分及肌力构建了四级功能锻炼方案。一级功能锻炼：适用于 RASS 评分为 2 分或 RASS 评分 ≤ −2 分、肌力 <3 级的患者，实施肢体各关节被动运动、助力运动和神经肌肉电刺激疗法。二级功能锻炼：适用于 RASS 评分为 −1~1 分，肌力为 3 级的患者，指导患者做抗重力的主动运动，根据患者情况行床上坐立练习。三级功能锻炼：适用于 RASS 评分为 −1~1 分，上肢肌力 >3 级的患者，在二级功能锻炼基础上指导患者进行抗阻力主动运动，协助患者坐于床边。四级功能锻炼：适用于 RASS 评分为 −1~1 分，下肢肌力 >3 级的患者，在三级功能锻炼基础上协助患者步行。该方案锻炼时间为 30~60min/ 次，2 次 /d。与实施单一早期功能锻炼相比，该方案结合心理护理、营养支持实施整体干预，既保障了患者参与早期功能锻炼的能量需求，又提高了患者参与锻炼的依从性，可有效改善患者肌力、自理能力，缩短 ICU 住院时间，降低 ICU-AW 的发生率。但该方案未描述各级功能锻炼的强度，医护人员无法客观评估患者对各级功能锻炼的耐受情况，不能根据患者情况调整功能锻炼方案。

2. 五级功能锻炼　Schujmann 等根据患者对简单指令的反应情况（如睁开或闭上眼睛、屈腿、把手放在头上等）、下肢肌力情况将功能锻炼分为五级。一级功能锻炼：适用于对指令无反应的患者，以被动锻炼为主，包括床上翻身、上肢锻炼、下肢踏车运动、双侧股四头肌功能性电刺激。二级功能锻炼：适用于对指令有反应、下肢肌力 <3 级的患者，从被动锻炼过渡为协助锻炼，增加抬臀运动、协助患者坐于床边并尝试床边站立和步行。三级功能锻炼：适用于对指令有反应，且下肢肌力 ≥ 3 级的患者，从协助锻炼过渡为主动锻炼，增加四肢抗阻力运动和体感视频游戏，患者主动坐于床边进行坐位、起立训练，在有或没有协助的情况下步行并坐扶手椅。四级功能锻炼：适用于对指令有反应、下肢肌力 >3 级并完成三级功能锻炼的患者，在三级功能锻炼的基础上增加锻炼强度并进行爬楼梯训练。五级功能锻炼：适用于对指令有反应、下肢肌力 >3 级并完成四级功能锻炼的患者，在四级功能锻炼基础上增加功能锻炼强度，由患者独立完成。五级功能锻炼方案的锻炼时间为 40min/ 次，每周 5 次。该方案锻炼内容丰富、具体，锻炼强度逐级增加，锻炼全程使用三轴加速度计记录患者运动强度,医护人员可根据患者耐受情况及时调整锻炼强度、持续时间和频率。Schujmann 等研究显示,采用该方案锻炼无不良事件发生,可有效缩短患者 ICU 住院时间,提高患者出院时和出院后 3 个月的自理能力,且 90% 的患者能最终达到五级功能锻炼水平。

(二) 目标导向功能锻炼

目标导向功能锻炼是指在医护人员及康复治疗师共同合作下借助评估工具评估患者目前功能状态,进而为患者制订一个递进的、可行的、安全的功能锻炼目标,以期达到患者所能承受的最高水平的功能锻炼。与肌力评定法、握力测试、Barthel指数评定量表等临床常用的功能状态评估工具相比,ICU 活动量表(ICU mobility scale,IMS)能更准确地反映 ICU 患者的活动水平,可为进一步制订早期功能锻炼目标和功能锻炼方案提供依据。IMS 由 Hodgson 等制订,该量表由 11 个条目组成,根据患者目前功能状态分别赋 0~10 分。0 分表示"无自主活动",10 分表示"能独立行走",得分越高表示功能状态越好、活动水平越强,相应锻炼目标越高。该量表评估者间的组内相关系数为 0.80,加权 *Kappa* 值为 0.69~0.83,有较好的信效度。

胡燕基于中文版 IMS 并在 Hodgson 等研究基础上结合专家咨询结果构建了如下目标导向功能锻炼方案。

(1)IMS 评分为 0 分(患者无自主运动):以被动锻炼为主,包括翻身、肢体功能位摆放、四肢被动运动;平衡训练为床上坐位训练,目标时间为 15~30 分钟;辅以被动模式踏车运动和经皮神经肌肉电刺激。操作视频见 ER3-9-1。

(2)IMS 评分为 1~2 分(患者能进行床上运动):由主动辅助运动逐渐过渡到主动抗重力运动,目标时间为 30 分钟;平衡训练为床上坐位训练,目标时间为 30~60 分钟;辅以主被动模式踏车运动、经皮神经肌肉电刺激。操作视频见 ER3-9-2。

(3)IMS 评分为 3 分(患者能坐于床边):以主动抗重力运动为主,目标时间为 30 分钟;平衡训练由床上坐起过渡到床边,目标时间为 30~60 分钟;辅以主动模式踏车运动。操作视频见 ER3-9-3。

ER3-9-1
卧位被动运动

ER3-9-2
卧位主动运动

ER3-9-3
离床活动

（4）IMS 评分为 4~6 分（患者成功脱机，能进行离床训练）：以主动运动为主，目标时间为 45 分钟；平衡训练为轮椅端坐位训练，并逐渐过渡到床旁站立，目标时间为 30~60 分钟；辅以主动模式踏车运动。

（5）IMS 评分为 7~10 分（患者能离床行走）：以主动运动为目标，目标时间为 60 分钟；平衡训练为床边协助行走并逐渐过渡到独立行走，目标时间为 30~60 分钟；辅以主动模式踏车运动。该方案实施过程中医护人员给予患者指导与协助，密切监测患者生命体征并根据患者实际锻炼情况实施个性化护理，可有效提高 ICU 患者肌力，缩短机械通气时间、ICU 住院时间及总住院时间并降低 ICU-AW 的发生率。

第十节　早期心理支持疗法

ICU 患者病情危重，且因病情变化快，部分患者治疗预后不佳，同时由于相关要求，患者家属探视受限，患者常伴随着极大心理压力和负性情绪，如焦虑、恐惧，甚至绝望等。早期心理支持有助于早期帮助患者舒缓情绪，降低心理问题的发生率。

（一）影响心理健康的因素

1. 治疗相关因素　ICU 患者通常需要各种治疗支持生命，各类管路如气管插管、中心静脉置管、鼻胃管、尿管等都可能给患者带来难以接受的心理及身体不适，这些均会给患者造成不同程度的压力。管道束缚是 ICU 治疗环境维度的压力源，易引发患者不良情绪。研究显示，心脏术后 ICU 患者感知的最主要压力源为带有口或鼻腔插管。如气管插管患者多伴有语言障碍，无法清晰地表达自身的主观感受，还可能导致喉部损伤、语言功能障碍或吞咽功能障碍。

ICU 患者由于机械通气、口腔不接受任何东西、特定类别的药物以及某些医疗条件等原因容易口渴和口干，容易给患者造成不舒适的体验。研究证明，口渴是 ICU 患者压力源之一。一项研究调查了 15 例清醒的 ICU 患者，发现有 13 例（87%）患者报告有口渴，平均口渴得分为 5 分。一项定性研究中，对 12 例 24 小时前接受过机械通气的患者进行了口渴访谈，患者认为口渴对他们产生了强烈的负面影响，称口渴是普遍的、持续的、令人恐惧的、令人沮丧的，并使他们感到无力和失控。而口渴也经常被忽视,尤其对于术后暂不能饮水的患者来说,口渴给他们造成了极大的困扰。目前,临床经常使用的棉签湿润法也仅能起到一时的缓解作用。护士应当采取多种措施解决患者的口渴问题。

ICU 内各种机器报警声、光线刺激、治疗操作、疼痛、约束等都会不同程度地影响患者的心理健康。

2. 人口社会学因素 性别和年龄方面,通常男性患者感受到的压力更大,可能是因为中国传统文化中男性承担了更多家庭责任,男性一般是家庭的决策者,入住 ICU 后由于病情原因,无法对自己的生活起居负责以及担忧费用问题等更易导致压力剧增。压力感知通常与年龄呈负相关,老年人在应对压力源方面强于年轻人,感知的压力程度较年轻人低。

ICU 由于花费较高,通常会给患者带来一定的经济压力,进而导致患者在治疗期间的担忧及焦虑等压力感知。自费和有医保相比,自费患者的环境压力源得分普遍较高,经济负担比较重。月收入是影响患者感知 ICU 环境压力的影响因素。经济负担重的患者心理压力大,对环境的感知压力也大。

(二) 心理健康状况评估

采用相关量表进行评估,包括焦虑、抑郁、PTSD 的评估(详见第二章)。

(三) 早期心理支持疗法

1. 人文关怀 人文关怀是指护理人员本着人道主义精神对患者的生命与健康、权利与需求、人格与尊严的真诚关怀和照顾,有助于减轻患者痛苦,促进患者治愈。实施人文关怀护理服务有助于改善 ICU 患者及家属体验,促进医患关系和谐。《"健康中国 2030" 规划纲要》提出,加强医疗服务人文关怀,构建和谐医患关系。患者在 ICU 期间的人文关怀包括:

(1) 与患者建立关怀性关系:①护士每班主动问候清醒患者,礼貌称呼,向患者介绍自己的身份与职责。对于昏迷患者,每日轻声呼唤患者姓名;对于深度镇静患者宜实施每日镇静中断,轻声呼唤患者姓名,轻拍患者肩部。②每日告知患者日期、时间点及所在位置等;特殊节日表达节日祝福。③对于气管插管或气管切开等语言表述有困难的患者,护理人员应通过患者的表情、口形、手势、眼神及身体动作等肢体语言,判断患者所表达的需求;向患者提供图片、患者沟通代码卡、写字板、纸笔等,便于及时了解患者所传达信息。④向患者或者其家属了解其个性特征及生活习惯等,为患者提供个性化照护;对患者的特殊需求和关怀措施,进行登记与交接。⑤规范实施各项护理措施并履行对患者的承诺。

(2) 尊重患者的尊严和隐私:①无论患者神志是否清醒,不要在患者面前谈论影响自尊的话题。不与无关人员谈论患者的病情,不在床旁汇报患者病情的不利变化。②对神志清醒的患者要尊重其知情权,执行各项操作前介绍方法、目的,取得患者配合。③在进行需要身体暴露的操作时,用隔帘或屏风遮挡,减少身体暴露时间和范围,避免无关人员在场。

(3) 提供人性化环境:①病区干净整洁,病房光线柔和;维持 ICU 室温 20~24℃,保持湿度 60%~70%;每天定时通风 30 分钟,保持室内空气清新。②及时关闭或移走患者床边未用的仪器,减少听觉、视觉对患者的不良刺激。③墙壁上可张贴温馨宁静的壁画或令人安心、鼓励等标语。④护理人员宜着适宜颜色的服装,服装干净整洁。⑤对患者态度主动、热情、耐心、友善;医护之间相互协作,营造和谐融洽的病室氛围。

(4) 协助满足患者生活需求:①保持患者面部、口腔、头发(胡须)、皮肤、会阴、指甲清洁,无异味。②关注患者的饮食与营养,评估患者的肠道功能及进食情况。对于能进食的患者,联系家属或营养室准备合适的饮食。不能自理者由护理人员协助患者经口进食。③患者大小便后,及时清洗、擦干会阴及肛门等部位,及时更换浸湿或污染的床单被套等。

(5) 舒适护理:减轻口渴、疼痛等不适,保持卧位。

(6) 促进休息和睡眠:详见本章第五节。

(7) 心理社会状态评估与支持

1) 心理社会情况评估:①通过观察患者语言与非语言行为,如语音、语调、面部表情、肢体语言动作等方式,耐心了解患者是否存在焦虑、恐惧、无助及绝望等心理。②了解患者家庭社会支持情况,有无亲人与之联系及探视等。

2) 心理社会支持措施:①采取握手及床旁适当陪伴患者等方式,增强患者对护理人员的信任感及在 ICU 的安全感。②患者病情发生变化应及时处理,并保持镇定。邻床患者抢救或死亡时,宜拉上隔帘或屏风遮挡,如条件允许,可转其他房间,及时抚慰。③及时用恰当的方式告诉患者病情好转与康复情况;对患者的配合表示感谢与肯定。④做好患者与其家属的沟通联络。协助患者与家属通过电话、视频等形式进行交流。指导家属探视时保持情绪稳定,对患者进行语言鼓励,进行亲情抚触和呼唤。

2. 情感支持　想念家人和限制探视是 ICU 人文环境维度的主要压力源。严格探视制度不利于治疗,建议可以开展灵活的预约式探视。根据患者需求增加预约式探视时间段,培训患者及其家属协同护士进行床上主动和被动运动。同时开展电子远程探视,鼓励家庭成员多探视、积极参与并给予患者鼓励和支持,实施针对性护理,给予亲人般的情感支持。

3. ICU 日记疗法　ICU 日记疗法是指医护人员或患者家属在患者 ICU 入住期间,通过文字或照片记录患者在 ICU 入住期间的关键事件,有助于填补患者记忆空白,促进信息的沟通交流以及患者出院后心理恢复。ICU 日记最先起源于丹麦,1984 年护理人员首次将其运用于 ICU 患者的后期随访和康复干预中。ICU 日记可以帮助患者了解疾病过程,弥补 ICU 住院期间记忆的缺失,从而降低焦虑抑郁的程度,能有效减少 ICU 转出患者 PTSD 的发生率。ICU 日记的内容没有特定限制,鼓励作者注意记录日常工作,标准化地描述患者的外表和状态,病房里的事件,任何治疗或程序的细节,以及探视者的姓名等,鼓励家属坚持写日记,鼓励医护人员书写日记时记录语言要通俗易懂,避免医学术语,以区别于患者的其他医疗记录。日记一般是写在笔记本上。也可以形成固定文件夹下的电子文档,在家属探视时拷贝给家属。ICU 日记作为一种有效性、低成本、易被接受的干预措施,容易被医护人员和患者家属接受,在国外应用较为广泛,而我国针对 ICU 日记的应用还处于起步阶段。

4. 正念疗法　正念疗法(mindfulness therapy)是指一种以不评价的态度全然接受此时此刻外部与内部经验的觉察力,其代表性技术包括静坐冥想、三分钟呼吸空间、身体扫描等。正念起源于佛教,在西方心理学家的整合下成为当代心理治疗的重要技术之一,并发展出正念减压治疗。目前,较成熟的正念心理疗法包括正念减压疗法(mindfulness-based stress reduction,MBSR)、正念认知疗法(mindfulness-based cognitive therapy,MBCT)、辩证行为疗法和接受与承诺疗法。正念疗法可以激活内侧前额叶皮层内前扣带回,同时降低边缘系统中杏仁核的活动,因此正念的心理干预可以有效缓解情绪失调和情绪过度调节,而这两者分别与 PTSD 的高警觉症状和分离症状相关。与其他疗法不同,在对 PTSD 患者进行心理干预的过程中,正念疗法并不关注创伤性事件的侵入性记忆,而是强调专注于当下,通过不评判的反思来缓冲创伤性事件带来的负面影响。正念疗法由注意力、正念认知和不评判三个部分组成,可针对缓解回避、高度警觉、麻木及负性情绪等 PTSD 的核心症状。

5. 认知行为疗法　患者在 ICU 期间实施认知行为干预可以减轻患者心理负担及不良情绪影响,减少 PICS 的发生。认知、物理和功能治疗能显著改善 ICU 出院后伴有认知功能障碍患者的认知与执行功能。通过认知干预加强与患者间的沟通,帮助患者熟悉所处环境,消除陌生感,可提升治疗效果,对于预防 PICS 的发生具有积极作用。通过认知行为疗法能够给予患者积极的心理暗示,能显著降低

ICU 居住期患者的焦虑情绪，能提高患者睡眠质量，从而降低 PICS 的发生率。

6. 音乐疗法　音乐疗法是集音乐、医学、心理学为一体的辅助疗法，可通过听觉作用于脑干和大脑边缘系统调节神经系统活动，改善焦虑、抑郁。音乐通过美妙的旋律，可以使得 ICU 患者产生安宁、愉快的情绪，进而改善 ICU 患者孤独、抑郁和焦虑等情绪。音乐治疗通过减少交感神经活动，增加副交感神经活动，可明显降低心率、血压、呼吸频率、心肌耗氧及减轻胃肠功能负担。听音乐能使 ICU 机械通气患者获得较高镇静评分，也使注射镇静剂患者更不容易紧张和焦虑。有条件的 ICU，可以定时每天播放 2~3 次舒缓音乐。应根据患者年龄层及患者家属掌握的患者音乐爱好选择音乐资料，使患者能够了解音乐疗法的工作原理，并应鼓励他们把注意力集中听音乐，最大限度地发挥其效益。音乐放松法要求具备充分的设备条件，可利用发达的网络数字技术，通过 ICU 吊塔数字端口，连接声音输出设备，对特殊的患者施行个体化的音乐干预措施。影视干预是基于想象干预方法的理论，主要利用电视影音技术实现，可在 ICU 内每 2~3 床设置 1 台顶吊式 LED 电视，通过 ICU 内先进的网络技术定时每天播放风光美景或教育资料，弱化患者置身 ICU 内的高压环境。患者的情绪状态影响其治疗、康复，特别是过度的负性情绪状态可降低机体免疫功能，演变成为心理疾病。想象干预，如根据患者当下的兴趣及生活方式播放大众化的怡人场景、美丽的自然景观、漂亮的图像等，并配以音乐，可减轻疼痛、帮助患者度过寂寞难耐的闲暇时间，免其陷入孤独等负性情感中。音乐干预的类型可包括低沉伤感类、活跃欢快类、松弛安静类、优美抒情类、兴奋激情类等，能够改善 ICU 患者生理指标及情绪状态，还能改善患者心血管功能、缓解 ICU 患者焦虑、抑郁情绪。鼓励患者尝试轻音乐、流行音乐、民歌、民乐、戏曲、古典音乐、交响乐等音乐类型，能够显著改善 ICU 危重症患者抑郁、焦虑等负性情绪。

第十一节　过渡期管理

重症患者在转出 ICU 后短期内仍需要实施相当复杂的照护，普通病房由于人力资源有限、重症专科护理知识与技能掌握不足等原因，难以提供高质量的连续性护理，存在一定安全风险隐患，此类患者通常被称为易损伤群体。患者及家属转到普通病房后，均容易产生不安全感、被抛弃感，对医护人员的信任感降低，加之病房护士对 ICU 的操作细节和内容难以把控,常会忽视一些潜在问题,易导致患者重返 ICU、不良事件及 ICU 后综合征等发生,严重影响到重症患者的结局。因此,患者从 ICU 转到普通病房期间需要制订周密计划,加强沟通宣教,鼓励患者,并与患者保持沟通与合作,保证患者安全,以便患者能够平稳过渡到普通病房。

(一) 过渡期管理的形成

过渡期护理模式(transitional care model,TCM)是指患者在疾病治疗与康复期阶段,由于护理要求和诊疗环境的变化,需要在各级医疗卫生机构之间进行转运与过渡,对转出 ICU 患者的生理、心理健康包括 PICS 进行多学科的综合评估与计划。TCM 重点关注以下几个方面:患者转移前的准备与计划、不同机构间的双向沟通、实施高质量护理转移的政策支持、培训参与患者转移的全体人员、加强对过渡期护理过程的研究。TCM 对于降低 ICU 转出患者及家属 ICU 后综合征意义重大,可提高患者自我照顾能力,保证患者安全,提高护理质量。

Chick 和 Meleis 两位学者于 1986 年首先提出“过渡”这一概念,它将过渡与健康、疾病相关的行为联系在一起,分为成长、情境、疾病和组织 4 个维度。1988年,Brooten 提出了针对低体重新生儿从医院到家庭的过渡模式,由此产生了过渡期管理的雏形。1994 年美国学者 Naylor 将其不断改良后应用于慢性疾病成年患者,显著改善早期出院老年患者的结局,减少了医院重返率、住院时间,降低了医疗成本。患者从急性住院期结束到在家恢复的这段空白时间由于各种因素会发生失误,导致再次入院或死亡。Bridges 在 2004 年将过渡期管理定义为一个阶段的结束,另一个阶段的开始,这两者之间存在的一段空白。概括了从医院到社区健康疾病相关的过渡,包括合理的转运安排、患者及家属的教育以及在转运过程中的协调工作。

(二) 过渡期管理的发展史

1. 国外 ICU 过渡期护理模式的发展   基于国家政策支持,英国最早关注并设立重症医学延伸小组重症医学延伸项目(critical care outreach teams,CCOT)与快速反应小组(rapid response team,RRT),与普通病房护士共享重症护理技术,为 ICU 外“高风险住院患者”及时进行干预,旨在减少 ICU 入住率或重症患者及时入住 ICU,保证 ICU 患者转出后的医疗质量。2005 年澳大利亚学者 Chaboyer 提出“ICU 过渡期护理模式”(ICU transitional care model,ICUTCM),由 ICU 护士与其他医护人员提供 ICU 转出前、转出中和转出后护理,以保证患者从 ICU 顺利转到普通病房。基于 ICU 医疗资源有效利用和转出患者的需求,ICU 联络护士(ICU

liaison nurse,ICULN)的角色应运而生,形成以联络护士为主导,多学科合作参与的高质量护理服务。英国前期 CCOT 的发展与研究都推荐该角色的设置。美国危重症护理学会(American Association of Critical-Care Nurses,AACN)提出的"急诊护理专家(acute care nurse practitioner,ACNP)",澳大利亚的"医学急救团队(medical emergency teams,MET)",在 ICU 过渡期护理中具有相似结构和职能。英国学者 Cullinane 于 2013 年通过对 ICU 患者及家属在转出过程中的体验进行系统综述,总结出 ICU 过渡期 5 个主题:生理反应、心理反应、信息与沟通、安全与保证及家属需求。澳大利亚学者 Haggstrom 于 2014 年提出 ICU 后过渡期护理"安全、鼓励、合作(secure,encourage,collaborate,SEC)"模式,分别代表确保患者在转出前、中、后的安全,减少不良事件的发生,给予患者及家属支持、鼓励、希望,不同部门之间紧密协作与交流。

2. 国内 ICU 过渡期护理模式的发展　ICU 过渡期护理模式在我国也被翻译为延续护理模式或者 ICU 后护理模式,其干预内容基本一致,无本质区别。国内 ICU 过渡期模式多应用于新生儿、儿童等特殊群体以及颅脑损伤、慢性阻塞性肺疾病、食管癌术后以及重症急性胰腺炎等专科疾病。徐淑华成立过渡期护理小组,设立过渡期护士岗位,应用于 ICU 重度颅脑损伤患者转运至普通病房的过程,减少了不良事件的发生率及 ICU 重返率,患者焦虑、抑郁等情绪得到缓解。顾芸芬将 ICU 护士和病房护士组成过渡期护理小组,为转出患者制订了管道、药物、环境、压疮 4 个方面过渡期护理方案,结果与徐淑华的研究结果相似。裴倩倩将 ICU 联络护士与康复科、心理科、营养科医生一起成立多学科合作式团队,与病房的医护人员协同管理 ICU 转科患者,实施转科前、中、后干预,结果显示患者 ICU 后综合征发生率降低,护理满意度得到提高。周月萍等运用 SEC 护理模式从安全、支持、合作 3 个维度实施过渡期护理,取得较好的效果。魏春莲将过渡期护理应用到重度慢性阻塞性肺疾病中,取得了良好成效。黄群对食管癌根治术后患者实施 ICU 过渡期护理,两组患者不良事件发生率、ICU 重返率、抑郁与焦虑评分及满意度比较差异均有统计学意义。

(三) 过渡期管理策略

在过去几年,各国医疗机构对于 ICU 患者过渡期护理进行了积极的探索,采取了多项 ICU 过渡期干预策略来确保 ICU 患者过渡期的护理安全。TCM 强调帮助患者及家属提高自我护理能力,对患者的指导内容须以循证为依据,通常包括病情症状识别、饮食指导、用药指导、运动指导、安全教育、康复训练、心理指导、遵医行为指导等。以此提高患者自我照顾能力,保证患者安全,改善患者及照顾者的结局,提高护理质量,节省医疗卫生费用。

1. 制订 ICU 患者转出计划　对于即将转出 ICU 的患者,需要针对性评估患者现存的问题及预期目标,拟定相应的转出计划,旨在提升患者 ICU 转出计划的实践,为患者转出 ICU 做准备。主要措施包括:对患者及家属进行健康宣教,发放宣传手册等措施来介绍病房的环境及制度;重视人文关怀的重要性,但需尽早"戒断"患者对 ICU 医护人员一对一的照护依赖。Leith 将转出计划措施概述为:在不对患者造成伤害,并有较好成本效益的前提下,提前通知即将转科的患者及家属,使其参与患者转运计划的制订与实施;鼓励患者进行提问并沟通,了解疾病的治疗进展。

2. 设置 ICU 联络护士　人力资源配置是医院患者安全的弱项之一,设置联络护士与过渡单元有利于患者顺利从 ICU 转到病房。随着 ICU 过渡期护理的不断发展,不同国家设立了 ICU 联络护士作为新的护理角色,以承担患者 ICU 过渡期的护理任务。为保证护理质量,ICU 联络护士选拔需做到高标准、严要求。作为患者顺利转出 ICU 的强大推动力,ICU 联络护士一方面需要具备较丰富的 ICU 工作经验,另一方面还能够深刻理解患者及家属在 ICU 的经历与境况,以便对患者及家属提供更加专业的护理实践和情感支持。澳大利亚学者 Chaboyer 对 6 名 ICU 联络护士进行半结构式访谈分析,总结其工作范畴为:护理人员、患者及家属的教育支持;病房的评估与联络;患者过渡期的专科护理。ICU 联络护士需要保障患者转出 ICU 后的延续性护理,可以通过对病房护理人员进行高级实践操作的指导和支持,使病房护士有信心和能力胜任过渡期患者的护理。同时,ICU 联络护士的执业范围、职称和资格应进行标准化和规范化。

3. 设置 ICU 过渡期护理单元　过渡期护理单元,也被称为高依赖性单元,是为患者提供高于病房标准但又低于 ICU 标准的服务,护患比例低于 ICU,设备及总体医疗花费少于 ICU,在弥补 ICU 与普通病房之间的差距中起着重要的作用。过渡期护理单元的护理人员主要由 ICU 联络护士或者对情况复杂的患者感兴趣的护理人员组成,其设置有利于降低转出 ICU 后患者的病死率。

4. 规范转科管理

(1)转科前管理:在患者转科前,医护团队人员向患者及家属介绍普通病房的环境与基本制度,同时联系普通病房的医护人员至患者床旁完成转科前联合访视,了解 ICU 救治的情况和病情现状,针对患者具体情况提前做好安全与心理干预方案,可增强患者的心理安全感以及转科后的适应过程。同时,康复科、心理科及营养科团队成员需介入其中,了解患者的身体健康条件、心理感受及营养支持现状,最终确定患者转出后的治疗方案。

(2)转科时管理:转科时 ICU 联络护士需对患者安全转送与床边交接,交接内容包括患者病情、管路、用药、当日已完成的治疗项目、营养、康复情况、心理及安全风险管理项目等内容,为患者提供连续性的安全与身心护理支持。详尽的交接工作有利于转入科室护理人员为患者继续提供高水平同质化护理服务,最大限度地保障患者安全,切实解决其身心护理问题。

(3)转科后管理:转科后 ICU 联络护士可通过床旁访视与微信的方式为患者持续提供护理支持及心理护理建议,及时解答患方各类疑问,做出安全提示和心理支持,有利于缓解患方因转科所致的心理安全感缺失和被抛弃感,使其确信能继续获得强有力的专业支持。ICU 联络护士需了解患者转科后环境及人员适应情况、安全与营养状况以及康复进展等,与转入科室护理人员保持紧密的双向互动联系,主动了解各类解决策略的落实情况与效果,并就访视中发现的问题与转入科室护士及时沟通,依据情况决定是否需多学科团队其他人员介入干预,如有必要,则由联络护士向所需专业团队成员发出联合访视申请,并于联合访视完成后共同制订针对性解决策略。ICU 医护人员提供的延伸服务,能够保证其转出后护理工作的有序性、有效性、协调性运转,使针对患者的医疗与护理活动不因服务环境、服务人员的改变而出现断层,使患方快速适应转出后服务模式,持续性获得安全与身心保障。

(四) 过渡期管理的必要性

1. 基于患者需求　ICU 患者转出后不仅可能存在功能丧失、疼痛、焦虑或者谵妄,在转至普通病房的过程中还可产生重置压力,即从一环境到另一环境所发生的心理紊乱综合征,可表现为消极的心理和生理变化,贯穿于患者转移的整个过程并影响后续治疗。国外调查显示:约 30% 的患者从 ICU 转入普通病房后存在护理风险,处于不安全状态,患者在没有科学计划指导的情况下转出 ICU 所面临死亡的危险是常规情况下的 5 倍,尤其是在夜间转运。Goldfrad 研究显示,如果患者是在晚上转运,ICU 的总体病死率将增加 2~5 倍。

2. 基于家属需求　作为患者重要社会支持系统的家属,在患者转出 ICU 时同样存在迁移性应激。家属在患者病情好转时感到欣喜,但对治疗环境和医护人员的变化产生忧虑、质疑,担心转出会对患者的康复产生不利影响。家属作为患者康复过程中不可或缺的一部分,其在过渡期中的不确定感及护理需求也应该得到及时的干预。

3. 基于病房护士需求　病房的护士负责 ICU 转出患者的照护,同时也要为病房其他患者提供护理,因此很难第一时间观察到紧急临床症状。Enger 研究显示:接收 ICU 转出患者对病房护士是一个重大的责任及挑战,尤其对仍存在幻觉及谵妄的患者,合作与沟通被认为是增加患者安全、降低护理风险的重要保障,她们希望得到转出后的计划来指导自己的工作,增加患者的安全。Jame 的研究同样指出,ICU 科室与病房交换信息是保障患者安全的重要因素。

(五) 过渡期管理的影响因素

1. 护士因素　护士是与患者直接接触最频繁的人,因此护士在患者安全管理中的作用举足轻重。澳大利亚学者 Watts 研究表明,ICU 科室认为制订出院计划不是他们的责任之一,护士认为花费在制订出院计划上的时间有限,且缺乏与制订出院计划有关的知识和技能。Ludin 指出,ICU 护士对过渡期护理的认识与医院的性质以及工作年限相关。ICU 过渡期护理具体服务内容包括高级临床实践、沟通与协调、教育与支持以及研究与质量改进 4 个方面,这对担任过渡期护士的专业知识、沟通能力、批判性思维有着较高的要求。国外一般将高级实践护士设置为 ICULN,要求其具备研究生学历。

2. 患者因素　对于重症患者来讲,进入 ICU 接受治疗是人生的重大事件,患者在 ICU 的治疗经历对其转出 ICU 之后的身心恢复都有着不同程度的影响,转运对于患者、家属及医护人员都是挑战。ICU 患者一旦转出,将成为病区最危重的患者,需要接受密切的关注和持续的护理。在这个阶段,患者容易发生身体损害,包括肌肉萎缩,神经症状,进食、吞咽、咀嚼和咳嗽反射障碍,肢体活动障碍,难以行走或如厕等,是影响患者住院治疗安全及预后的关键因素。由于严重疾病威胁,ICU 患者及家属通常存在恐惧心理。一些患者和家属对病房的医护人员不够信任,从而产生"安全感"分离的特有心理问题,患者很容易产生焦虑、恐惧,甚至出现 PICS。

3. 环境因素　医疗最基本的原则是不伤害,这是衡量高质量卫生保健的准则。目前,大部分国家均未出台与 ICU 过渡期护理相关的规章政策,使其发展仍较为缓慢。2007 年,世界卫生组织(WHO)《患者安全 10 个事实》中指出,发达国家每 10 名患者中就有一个遭受可预防的伤害,但发展中国家与卫生保健有关的风险比发达国家高 20 倍。病房的医护人员在专业知识、临床技能甚至人力配备等多方面都与 ICU 存在较大差异,难以为转出的患者提供复杂的 ICU 过渡期护理,不能满足患者生理和心理方面的需求,从而延长患者的住院时间。另外,患者转出的交接过程不清晰、缺乏有效沟通,患者转出通知较晚,没有充分的准备,转出病房缺乏联络护士等因素可能导致患者重返 ICU,增加病死率和医疗支出。

（六）过渡期管理实施效果评价

ICU 过渡期护理模式在西方国家很多医院已经开展，并取得了成效，减少了患者重返 ICU、并发症、心搏骤停等不良事件的发生，缩短了患者转运等待时间，提高了 ICU 周转率，减少了 ICU 入住时间与总住院时间。ICU 过渡期护理模式得到了临床医护人员的支持以及管理层的高度认可，改善了部分患者的结局，提高了 ICU 患者及家属的满意度。2014 年 Niven 对于重症过渡项目（critical care transitional programs，TPs）的实施效果进行了系统评价和 Meta 分析，比较了 16 433 例患者 ICU 重返率与住院期间死亡率，结果表明重症过渡项目可以明显降低住院患者的 ICU 重返率，但住院期间的死亡率没有明显差异。Aitken 的研究指出重症过渡项目在临床工作中具有重要意义，该项目的实施使病房心搏骤停事件的发生从平均每月 7.5 例下降到 5.6 例，得到了医院管理层的高度赞同与支持。Tabanejad 研究了 ICULN 对于 ICU 患者转出结局的影响，共筛查出 6 篇文章，3 421 例患者，显示 ICULN 对于 ICU 转出患者的结局有着积极作用。Chaboyer 在 2006 年的研究中指出 ICULN 的干预降低了 ICU 转运时间。在 2007 年，ICULN 采用宣传手册对 115 例转出 ICU 前的患者及家属进行教育，宣教前后相比并不能减轻患者及家属的焦虑。但他认为这并不能说明 ICULN 在减轻患者及家属方面没有作用，评价工具、小样本量以及病房因素都会影响结果，需要进一步研究加以验证。Caffin 研究表明，经过过渡期管理，新生儿从 ICU 转到病房的 ICU 重返率从 5.4% 降至 4.8%，99.5% 的患者家属表示对于该项护理服务很满意。2008 年 Eliott 指出，ICULN 的干预对 ICU 转出有着积极的影响，ICU 转出率比同期增加了 13%，降低了 ICU 重返率和 ICU 入住时间。同年，Pirret 指出 ICULN 的干预明显降低了 72 小时内的 ICU 重返率。然而，Odell 等对澳大利亚 23 所医院调查发现，ICU 过渡期护理不能改善心搏骤停的发生率和非计划性重返的发生。Naylor 的研究显示，完善的 ICU 患者转出护理不仅使患者的总体满意度增加，且有助于提高患者及家属的社会功能，能有效减轻医院负担。建立和运行 ICU 过渡期护理模式有利于提高 ICU 患者的周转，促进 ICU 资源的有效利用，提高护理工作质量，有效改善 ICU 转出患者及家属的结局。

发达国家 ICU 过渡期护理模式的临床研究与实践对我国该领域工作的开展有一定的借鉴意义，建设和运行多学科团队合作的 ICU 过渡期护理团队，确定 ICU 过渡期护理服务的具体项目、运行机制及有效评价标准，为 ICU 转出患者及家属提供更加有效的健康保障，有利于促进 ICU 资源的有效利用，提高护理工作质量，有效改善 ICU 转出患者及家属的结局。

参考文献

［1］AHMAD M H, TEO S P. Post-intensive Care Syndrome [J]. Ann Geriatr Med Res, 2021, 25 (2): 72-78.

［2］RAMNARAIN D, AUPERS E, DEN OUDSTEN B, et al. Post Intensive Care Syndrome (PICS): an overview of the definition, etiology, risk factors, and possible counseling and treatment strategies [J]. Expert Rev Neurother, 2021, 21 (10): 1159-1177.

［3］何敏, 江智霞, 何兴松, 等. 基于利益相关者理论的 ICU 后综合征全程管理模式探讨 [J]. 护理研究, 2021, 35 (9): 1532-1538.

［4］STOLLINGS J L, DEVLIN J W, LIN J C, et al. Best Practices for Conducting Interprofessional Team Rounds to Facilitate Performance of the ICU Liberation (ABCDEF) Bundle [J]. Crit Care Med, 2020, 48 (4): 562-570.

［5］陈梦霞, 牟园芬, 陈艳玲, 等. 集束化策略在机械通气患者中的应用效果评价 [J]. 中华护理杂志, 2020, 55 (9): 1292-1296.

［6］HATCH R, YOUNG D, BARBER V, et al. Anxiety, Depression and Post Traumatic Stress Disorder after critical illness: a UK-wide prospective cohort study [J]. Crit Care, 2018, 22 (1): 310.

［7］中华医学会重症医学分会. 中国成人 ICU 镇痛和镇静治疗指南 [J]. 中华重症医学电子杂志 (网络版), 2018, 4 (2): 90-113.

［8］张玉坤, 王钰炜, 王飒, 等. 成人 ICU 患者疼痛管理的最佳证据总结 [J]. 护理学报, 2021, 28 (11): 40-45.

［9］汤铂, 王小亭, 陈文劲, 等. 重症患者谵妄管理专家共识 [J]. 中华内科杂志, 2019, 58 (2): 108-118.

［10］李九红, 黄伶智, 周艳红, 等. ICU 成人患者谵妄预防及管理策略的最佳证据总结 [J]. 护士进修杂志, 2022, 37 (5): 439-445.

［11］HESS D R, KACMAREK R M. Essentials of Mechanical Ventilation (Fourth Edition)[M]. New York: McGraw-Hill Education, 2019.

［12］HIRZALLAH F M, ALKAISSI A, DO CÉU BARBIERI FIGUEIREDO M. A Systematic Review of Nurse-led Weaning Protocol for Mechanically Ventilated Adult Patients [J]. Nurs Crit Care, 2019, 24 (2): 89-96.

［13］STARNES E, PALOKAS M, HINTON E. Nurse-initiated Spontaneous Breathing Trials in Adult Intensive Care Unit Patients [J]. JBI Database System Rev Implement Rep, 2019, 17 (11): 2248-2264.

［14］ HAJIABADI F, HEYDARI A, MANZARI Z S. Enclosed in the synergistic rings of suffering: The experience of conscious patients under mechanical ventilation in the intensive care unit of the causes of suffering [J]. Electron Physician, 2018, 10 (4): 6697-6706.

［15］ SINGER P, BLASER A R, BERGER M M, et al. ESPEN guideline on clinical nutrition in the intensive care unit [J]. Clin Nutr, 2019, 38 (1): 48-79.

［16］ 米元元, 黄培培, 董江, 等. 危重症患者肠内营养不耐受预防及管理的最佳证据总结 [J]. 中华护理杂志, 2019, 54 (12): 1868-1876.

［17］ WITTEVEEN E, WIESKE L, SOMMERS J, et al. Early Prediction of Intensive Care Unit-Acquired Weakness: A Multicenter External Validation Study [J]. J Intensive Care Med, 2020, 35 (6): 595-605.

［18］ 杨梦璇, 黄维, 苏建华. 神经肌肉电刺激治疗在加速重症监护病房患者康复方面的应用进展 [J]. 中国康复医学杂志, 2021, 36 (3): 370-374.

［19］ 张爱琴, 陈俊杉, 余金甜. ICU 患者谵妄非药物管理相关指南的系统评价 [J]. 护理学报, 2020, 27 (11): 26-32.

［20］ ROSA R G, FALAVIGNA M, DA S D, et al. Effect of flexible family visitation on delirium among patients in the intensive care unit: the ICU visits randomized clinical trial [J]. JAMA, 2019, 322 (3): 216-228.

［21］ KUHN K F, SCHALLER S J. Comment on Early versus delayed mobilization for in-hospital mortality and health-related quality of life among critically ill patients: a systematic review and meta-analysis (Okada et al., Journal of Intensive Care 2019) [J]. J Intensive Care, 2020, 8: 21.

［22］ 杨丽平, 张志刚, 张彩云, 等. ICU 患者早期活动现状的临床研究 [J]. 护理学报, 2018, 25 (20): 47-49.

［23］ 吕露露, 张雪静. 三级医院 ICU 重症患者早期活动现状及障碍因素调查 [J]. 护理学杂志, 2020, 35 (10): 31-34.

［24］ PHELAN S, LIN F, MITCHELL M, et al. Implementing early mobilisation in the intensive care unit: An integrative review [J]. Int J Nurs Stud, 2018, 26 (23): 91-105.

［25］ 查丽玲, 周松, 王建宁. ICU 护士对患者早期活动认知和行为的调查研究 [J]. 中华护理杂志, 2018, 53 (2): 221-225.

［26］ 张瑞玲. ICU 护士对患者早期活动的知识、信念、行为现状及其影响因素分析 [J]. 中国实用护理杂志, 2019, 35 (12): 897-900.

［27］ FONTELA P C, FORGIARINI L A, FRIEDMAN G, et al. Clinical attitudes and perceived barriers to early mobilization of critically ill patients in adult intensive care units [J]. Rev Bras Ter Intensiva, 2018, 30 (2): 187-194.

［28］虞立, 姜金霞.ICU 患者对早期活动认知和态度的质性研究 [J]. 护理学报, 2019, 26 (8): 9-12.

［29］NICKELS M R, AITKEN L M, BARNETT A G, et al. Acceptability, safety, and feasibility of in-bed cycling with critically ill patients [J]. Aust Crit Care, 2020, 33 (3): 236-243.

［30］韩汝宁, 李秀川, 赵士兵, 等. ICU 患者早期康复方案的构建及应用研究 [J]. 中华护理杂志, 2020, 55 (1): 8-15.

［31］SCHUJMANN D S, TEIXEIRA GOMES T, LUNARDI A C, et al. Impact of a progressive mobility program on the functional status, respiratory, and muscular systems of ICU patients: a randomized and controlled trial [J]. Crit Care Med, 2020, 48 (4): 491-497.

第四章
ICU 后综合征的康复关键技术

第一节　生理干预

一、呼吸功能训练

ICU 患者病情危重,常需使用机械通气以维持急性呼吸衰竭患者的正常呼吸。机械通气是一种必要的治疗干预措施,能够改善低氧血症、支持肺泡通气、减少呼吸肌做功、维持或增加肺容积。但患者需要进行镇静来降低插管带来的不适和减少呼吸机抵抗。而长期镇静下机械通气易对膈肌功能产生一定影响,随着机械通气时间的延长,膈肌功能逐渐下降,称为呼吸机相关的膈肌功能障碍。膈肌在呼吸活动中是最重要的驱动力来源,膈肌功能下降会使呼吸功能显著下降。同时,机械通气还会导致严重的肺损伤或加重原有的肺损伤。膈肌功能障碍及肺损伤会持续到患者撤机成功转出 ICU 甚至患者出院后。因此,对于行机械通气治疗的 ICU 患者,拔管转出 ICU 或出院后指导患者加强呼吸功能训练尤为重要。

（一）胸式呼吸训练

指导患者取舒适卧位,双手置于胸部两侧,骨盆呈中立位;指导患者用鼻吸气使胸部充分隆起,自觉肋骨向上、向外扩张,保持 1~2 秒后经口呼气;提醒患者在训练过程中保持腹部始终呈收缩状态,每次 10 分钟,每日 3 次。

（二）腹式呼吸训练

嘱患者取膝、髋关节屈曲的舒适体位,双手分别置于胸部与腹部,告知患者吸气时可将置于腹部的手抬起,最大限度地扩张腹部,呼气时经口呼出,腹肌收缩,膈肌松弛,膈肌随腹腔内压增加而上抬,推动肺部气体排出,手感到腹部下降。同时在呼气结束时由家属迅速对患者腹部进行震动,刺激呼气肌收缩,每次 10 分钟,每日 3 次。

(三) 缩唇呼吸训练

嘱患者处于舒适体位,放松身体,双手轻放于腹部;舌头放松,舌尖轻抵下颌牙底部。吸气时,紧闭嘴唇,气体从鼻孔吸入,经鼻腔黏膜进行吸附、过滤、湿润、加温后,可减少对咽喉、气道的刺激,并有防止感染的作用。吸气后稍屏气 2~3 秒再缩唇呼出。呼气时缩唇呈吹哨状缓慢呼气,每次呼气持续 4~6 秒,尽量呼出多的气体,呼气时缩唇程度由患者自行调整,以能轻轻吹动前方 30cm 处的白纸为宜。吸气与呼气时间比为 1:2。按照以上方法每天训练 3~4 次,每次 10 分钟,吸气时默数 1、2,呼气时默数 1、2、3、4,就能逐渐延长呼气时间,降低呼吸频率。

ER4-1-1 呼吸功能锻炼

在缩唇呼吸的基础上可开展抗阻力锻炼,主要通过吹气球的方式促进患者肺复张。腹式呼吸训练与缩唇呼吸训练常可联合施行,即让患者取舒适体位,一手放于上腹部,一手置于前胸部,经鼻吸气同时腹部隆起,再缩唇缓慢呼气,并用手适当加压帮助收腹。此方法可每天训练 3~4 次,每次 10 分钟。

腹式呼吸及缩唇呼吸训练操作视频见 ER4-1-1。

(四) 呼吸训练器锻炼

为患者调整舒适体位,将呼吸训练器平放,与眼同高。连接呼吸训练器,一端与呼吸器相连,另一端与咬嘴相连,患者一手托训练器,一手扶软管。

1. 吸气训练 于呼气末将咬嘴含住,尽可能深吸气,同时腹部隆起,使呼吸器内球体逐渐升起,屏气 2 秒,或尽可能延长球体升起时间,再松开咬嘴平静呼气。如此重复 3~5 次为一组。每次训练可尝试让 3 个小球升起至最高点再缓慢落下,不必计算小球升起的高度及数量,只需尽力即可。

2. 呼气训练 深吸一口气,缩唇含住咬嘴,用力呼出,让球体升起,屏气 2 秒,或尽可能保持球体升起状态,松开咬嘴平静吸气,每组重复 3~5 次。每完成一组呼气或吸气锻炼后应休息几秒再循环进行训练。使用呼吸训练器时,也可根据患者的耐受情况采用训练器"吸气 - 缩唇 - 腹式呼吸"训练模式,或"吸气 - 腹式呼吸 - 训练器呼气"模式,逐渐增加小球升高的高度及保持时间,以扩张肺部,让肺部肌肉得到最大限度的伸缩训练。

ER4-1-2 呼吸训练器锻炼

呼吸训练器锻炼可每天 2 次,每次持续时间达 10~15 分钟。操作视频见 ER4-1-2。

(五) 改良呼吸操锻炼

根据患者情况,取站位或端坐位,配合缩唇 - 腹式呼吸活动四肢。

1. 双手自然放置于身体两侧,吸气缓慢抬起一侧手臂,至与肩平齐,缩唇呼气缓慢放下手臂,左右手交替进行。

2. 双手握拳,肘关节屈曲 90° 置于腰侧,交替向前出拳,吸气出拳,呼气收拳。

3. 一手提小纸球或纸条,离唇 15~20cm,缓慢呼气吹动气球轻轻飘动。

4. 踏步训练　全身放松,两臂前后摆动,双腿交替抬离地面,配合吸气和缩唇呼气做原地踏步。每个步骤重复训练 10~15 下,每天练习 2~3 次。操作视频见 ER4-1-3。

ER4-1-3　改良呼吸操锻炼

(六) 指导患者有效咳嗽咳痰

1. 有效咳嗽　协助患者取舒适体位,上身向前微倾,缓慢深呼吸数次,深吸气后屏气数秒,然后在呼气时进行 2~3 声短促有力的咳嗽,使痰液由肺泡周围进入气道而咳出,反复进行,休息或正常呼吸几分钟后可再重新开始,循环 2~3 次;有痰无力咳出者可指导用食指和中指按压气管,以刺激气管引起咳嗽或用双手压迫上腹部或下腹部,以加强膈肌反弹的力量,帮助咳嗽咳痰。

2. 叩击或震颤法　对于卧床无力咳痰的患者,可指导家属震颤或叩击胸壁、背部以帮助排痰。此方法应在餐前 30 分钟或餐后 2 小时进行,根据患者病变部位采取相应体位,一般病变部位或痰液较多一侧位于侧卧位上方。操作时避开患者乳房、心脏和骨突(脊椎、胸骨、肩胛骨)部位,注意保护胸、腹部伤口,合并气胸、肋骨骨折时禁止叩击,操作过程中密切观察患者意识及生命体征变化。

(1)叩击法:叩击时五指并拢呈空杯状,掌指关节屈曲 120°,指腹及大小鱼际肌着落,腕关节用力,由下至上、由外至内,快速而有节律地叩击患者胸背部。应根据患者体型、营养状况、耐受能力等,调整叩击力度、方式、时间和频率。操作视频见 ER4-1-4。

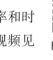

ER4-1-4　叩击排痰

(2)震颤法:患者呈平卧位,操作者双手掌交叠放置于患者胸壁部,配合患者呼气时自下而上加压震颤。

(3)振动排痰仪:根据患者病情、年龄选择适宜的振动频率和时间,振动时遵循由慢到快、由下到上、由外到内的原则。操作视频见 ER4-1-5。

ER4-1-5　机械振动排痰

3. 体位引流　应在餐前 1~2 小时或餐后 2 小时进行,根据患者的耐受程度将病灶部位置于身体上方。引流时应先引流上叶,后引流下叶,若有两个或多个炎性部位时,应先引流痰液较多的部位。在引流过程中需密切观察患者病情变化,一旦出现患者不适、心律失常、血压异常等情况时,立即停止引流并及时处理。一般可同时辅以有效咳嗽、胸部叩击或震颤,帮助患者及时有效清除痰液。痰液多者指导患者尽量将痰咳出,尤其是清晨,痰液黏稠者,可遵医嘱适当服用祛痰药或雾化吸入以稀释痰液。

二、吞咽功能训练

ICU 患者病情危重,常需进行气管插管或气管切开以维持正常的呼吸支持,但气管插管或气管切开会导致拔管后吞咽障碍的发生。吞咽障碍是指由于下颌、双唇、舌、软腭、咽喉、食管等器官结构和 / 或功能受损,不能安全有效地把食物输送到胃内的过程。ICU 获得性吞咽障碍是指 ICU 患者由于疾病、治疗或其他医源性因素,如气管插管或气管切开等,导致的食物从入口到进入胃内过程中出现的任何吞咽障碍行为。进行机械通气的危重患者在拔管后常获得性出现不同程度的吞咽障碍,其发病率为 3%~62%,ICU 获得性吞咽障碍会使患者容易出现误吸、吸入性肺炎、再插管、营养不良等,导致不良预后结局,降低生活质量。同时由于疾病因素禁食的患者,主要通过肠内或肠外营养以补充机体所需能量,长时间禁食进一步加重了患者吞咽功能障碍,还会导致肠道功能紊乱。患者转出 ICU 或者出院后,由于机体抵抗力低下,需要加强营养以满足机体所需,而 ICU 获得性吞咽障碍及禁食引起的肠道功能紊乱会持续存在,因此对转出 ICU 或 ICU 出院患者的吞咽功能训练,旨在改善患者吞咽功能及其生活质量。

(一) 吞咽肌群训练

科学合理的吞咽肌群训练可以防止和改善口咽部肌群失用性萎缩。

1. 吞咽肌群训练

(1)口轮匝肌训练:嘱患者进行闭唇、缩唇、吸吮动作模拟等练习,防止流涎及进食时食物洒落。

(2)舌肌训练:嘱患者张口时尽量将舌前伸,对弛缓性舌肌者嘱其用电动牙刷按摩舌头并尽力尝试用舌做推抵动作;对舌肌萎缩或者紧张者采取牵拉舌头的方式。

(3)咀嚼肌训练:用纱布包裹冰块后嘱患者咬住,冷不耐受者嘱患者做上下牙齿互相叩击的运动。

2. 空吞咽训练 嘱患者做空吞口水或食物的训练,促进吞咽模式的恢复。

3. 咽部冷刺激 让患者半卧位或者坐位,将棉签沾冰水后刺激患者的口咽部,如软腭、腭弓、咽后壁及舌后根,提高敏感性。

4. 语言训练 让患者数数、读书报,提高患者口唇、声带及喉头的运动能力。

吞咽肌群训练选择患者空腹或餐后 2 小时进行,上下午各 1 次,每次 15 分钟。

(二)口腔操训练

口腔操适用于神志清楚,能自主配合的患者,练习时可数节拍,每个练习每次至少完成 2~4 个八拍,每天早晚各练习一次,如在做操期间,患者发生任何不适,应停止进行。操作视频见 ER4-1-6。

ER4-1-6
口腔操

1. 舌部运动　有助于训练口腔相关肌群的伸缩能力,增加口咽部肌肉力量。

(1)下伸舌练习:患者取坐位或半卧位,右手放于下颌,左手放于右肘下,最大限度张嘴,向外向下伸舌,伸舌时头稍后仰。主要锻炼的核心肌群有降口角肌、降下唇肌、颏肌、腭咽肌、腭舌肌、颏舌肌,主要作用是训练咀嚼、吞咽功能,防止舌后坠。

(2)上伸舌练习:患者取坐位或半卧位,左手放于下颌,右手放于左肘下,最大限度向外向上伸舌。主要锻炼的核心肌群有口轮匝肌、颏舌肌、颏舌骨肌,主要作用是训练口唇肌肉力量,闭唇,防止流涎,防止舌后坠。

(3)左、右伸舌练习:患者取坐位或半卧位,双手放于大腿,舌尖于口腔内尽力推左侧面颊,随后回至自然位,再向右侧重复上述动作。主要锻炼的核心肌群有面部大部分肌群及颏舌肌,主要作用是训练咀嚼能力,调节消化功能,维持面部肌肉功能。

(4)弹舌练习:患者取坐位或半卧位,双手放于大腿,舌尖抵住上门齿后方,随后沿上腭向后滑行,自然弹舌,再回至自然位。主要锻炼的核心肌群有茎突舌肌、舌上下纵肌,主要作用是训练咀嚼能力,调节消化功能,维持面部肌肉功能。

2. 唇部运动　有助于训练面部肌肉,加速血液循环,训练口咽腔肌肉功能,降低反流误吸发生率。

(1)"呜咿"练习:患者取坐位或半卧位,双手放于大腿,先发"呜 -",再发"咿 -"。主要锻炼的核心肌群有口轮匝肌、颧大肌、颧小肌、笑肌,主要作用是训练口唇肌肉力量,防止流涎,维持面部肌肉张力。

(2)"叭啪"练习:患者取坐位或半卧位,双手放于大腿,先发"叭 -",再尽力将上下唇内卷,发"啪 -"。主要锻炼的核心肌群有口轮匝肌、颧大肌、颧小肌、腭咽肌和腭舌肌,主要作用是训练口唇肌肉力量,防止流涎,维持面部肌肉张力,增强咽后壁肌肉力量,降低反流误吸发生率。

(3)"I""E""O""A"练习:患者取坐位或半卧位,双手放于大腿,尽力张嘴依次发"I-""E-""O-""A-"。

(4)鼓腮练习:患者取坐位或半卧位,双手放于大腿,尽力鼓腮,再回至自然位。主要锻炼的核心肌群有口轮匝肌、咬肌,主要作用是训练口唇肌肉力量,防止流涎,改善咀嚼功能。

(三)口腔护理

ICU 获得性吞咽功能障碍的患者常由于机体免疫力低下、抗生素的使用等原因导致口腔微环境改变,同时由于气管插管破坏了上呼吸道屏障,造成口腔内细菌繁殖、牙菌斑累积和感染机会增加。患者转出 ICU 或 ICU 出院后,应注意指导患者及家属加强患者口腔卫生的管理。进食前、后以及早晚彻底有效对口腔黏膜、牙齿、舌、齿颊沟、咽喉部等进行清洁,使患者口腔处于一种舒适、干净无异味的状态,增加患者舒适度的同时改善患者食欲。

(四)进食训练

进食前,指导患者家属根据患者吞咽功能情况准备合理食物,有规律地选择食物的类型和增加摄食量;液体食物易导致误吸,建议优先选择与液体蜂蜜黏稠度一致的食物,减少误吸的发生。为增加进食的安全性和有效性,在进食果汁、汤、水、中药汤剂等流质食物时,可按比例加入食用增稠剂,以改变食物性状;固体食物可根据患者喜好搭配,将熟食与适量可食用增稠剂混合,用搅拌机打碎;进食食物的性状由细泥、细馅逐渐过渡到软食为佳。进食时,保持轻松氛围,同时减少与患者过多的交谈,使其将注意力集中在进食上,取坐位或者半卧位,尽量自行进食,指导患者每次进食量不宜过多、速度不宜过快,细嚼慢咽,少量多餐安排饮食;如患者出现呛咳或误吸症状,应立即让患者暂停进食并协助其咳出食物。进食后,协助患者漱口或清洗义齿。每次进食时间控制在 30 分钟以内,进食后保持坐位或端坐位 2 小时以降低吸入性肺炎的发生率。

三、排泄训练

重症监护病房是危重患者进行积极治疗的重要单元,由于病情危重,住院时间长,为解决患者排尿困难及实现观察尿量和病情变化的需要,往往需进行留置导尿,但由于留置导尿是一项侵袭性操作,对患者身体存在一定损伤,容易引起相应并发症如尿路感染、拔管后尿潴留、尿失禁等的发生,甚至有患者因病情需要带管出院。同时由于 ICU 患者常伴有意识障碍、吞咽困难等情况,或由于疾病本身原因,或因呼吸不畅需进行气管插管或气管切开行辅助通气,患者无法正常进食,加上身体处于高代谢、高消耗状态,全身代谢平衡紊乱,机体能量需求量和消耗量增大,导致肌蛋白大量分解,引起负氮平衡和高尿素氮,故需要进行肠内营养,以维持机体正常生理代谢,但肠内营养因其营养液温度、渗透压等原因,易引起腹泻发生,长期禁食者还可减弱肠道运动功能,造成肠道黏膜萎缩,致使肠道功能失调,降低患者消化、吸收能力。同时,由于 ICU 患者长期卧床,因肠蠕动减弱而易导致便秘发生,最终影响患者出院后的康复。因此,ICU 转出或者出院后患者排泄相关并发症的管理也是临床关注的重点问题。

（一）尿失禁

患者由于长期留置导尿,导尿管对尿道黏膜造成损伤,以及长期留置尿管导致膀胱功能变弱,尿管拔除后患者存在不同程度的尿失禁,针对患者存在的尿失禁,除了药物治疗,重置导尿管,还可进行相关物理治疗。

1. 行为治疗　又称膀胱锻炼、习惯锻炼、膀胱训练、膀胱再教育,是指对自身排尿行为的修正改变,使患者重新获得控尿或部分控尿,这种修正性治疗对尿频、尿急和急迫性尿失禁患者有较好的疗效。虽然有许多不同的行为治疗技术,但所有的技术均需依靠"教育"使患者重新获得对膀胱及括约肌的控制。患者应填写排尿日记并且应参照上周的日记预设闹钟间隔时间,由铃声决定排尿时间。患者在任何时候想要延缓排尿以顺从预定的排尿时间表时,常借助于收缩括约肌的方法达到目的。治疗成功往往需 8~12 周。

2. 盆底肌锻炼　主要包括单纯的盆底肌锻炼、用生物反馈或电刺激辅助治疗的盆底肌锻炼。

（1）单纯的盆底肌锻炼（pelvic floor muscle exercise, PFME）：又称凯格尔运动（Kegel exercise）,于 1948 年首次由美国妇科医生 Amold Kegel 提出,以锻炼耻骨尾骨肌为主,是一种主动盆底复健的方法。患者通过自主的、反复的盆底肌肉群收缩和舒张,增强支持尿道、膀胱、子宫和直肠的盆底肌张力、增加尿道阻力、恢复松弛的盆底肌,达到预防和治疗女性尿失禁和生殖器官脱垂的目的。在 50 多年的临床实践中,PFME 被证实是一种简单、易行、无痛苦和有效的方法。首先指导患者将食指和中指放置于阴道内,收缩肛门时,手指周围感觉到有压力包绕,即为正确的肌群收缩,也可在排尿时收缩盆底,如尿流在收缩时终止,而放松时继续排出也表示为正确的肌群收缩。在收缩盆底肌群的同时要尽量避免收缩其他肌肉,如大腿、背部和腹部肌肉。训练前应对肛提肌的强度和收缩情况等做全面评价,制订出个性化的训练方案,训练的强度和时间可以逐渐增加。Kegel 建议每天收缩 300 次,分 6 个时段进行；而 Bourcier 推荐每日 3 次,每次收缩 20 下,过度的收缩有弊无利。训练可以在一天中的任何时间进行,取站立、仰卧和坐位等任何体位均可进行,训练时排空膀胱、双膝并拢、呼吸深而缓。PFME 时限至少持续 8~10 周。具体训练方法:指导患者放松大腿和腹部肌肉;先收缩肛门,再收缩阴道,产生盆底肌肉上提的感觉,持续 3 秒以上,逐渐放松;间隔 5~10 秒重复上述动作,每天早、中、晚各 1 次,每次不少于 5 分钟,持续时间逐渐增加。

(2)生物反馈治疗:是一种主动的盆底复健方法,用以指导患者正确收缩盆底肌肉,以及自主抑制膀胱逼尿肌的不正常收缩。其原理是借助置于阴道或直肠内的电子生物反馈治疗仪,监视盆底肌肉的肌电活动,同时也可监测腹部肌肉活动和逼尿肌活动,将这些肌肉活动的信息转化为听觉和视觉信号反馈给患者,指导患者进行正确的、自主的盆底肌肉训练,并形成条件反射。

(3)电刺激治疗:是一种被动的盆底复健方法,属物理疗法,近年来在尿失禁和盆底器官脱垂的治疗中应用比较广泛。对于无法正确或无法有效进行盆底肌肉收缩的患者,电刺激可以辅助其盆底肌肉收缩。电刺激盆底肌主要作用为刺激尿道外括约肌收缩,加强其控尿能力;抑制膀胱收缩,其作用机理可能来源于神经和肌肉刺激两个方面,二者受刺激后形成冲动,兴奋交感通路及抑制副交感通路,长期作用则可降低膀胱收缩能力。目前,临床运用较多的电极有阴道电极、会阴电极、直肠电极和颈后神经表面电极。

3. 生活方式干预

(1)每日水的摄入量:建议每日饮水量在 1 800~2 400ml,如果每天饮水量大于 4 000ml,鼓励其减少饮水;如果每天饮水量小于 1 500ml,鼓励增加饮水量。饮水的时间最好在上午或下午,为减少夜尿,下午 6 点后减少饮水。

(2)减少咖啡因的摄入量:让患者认识到咖啡因的摄入与尿失禁的关系,介绍含咖啡因和不含咖啡因的饮料,建议用不含咖啡因的饮料代替含咖啡因的饮料。

(3)快速的盆底肌肉收缩:当患者咳嗽或者打喷嚏之前,进行几次快速的盆底肌肉收缩,减轻咳嗽或者打喷嚏引起的漏尿。

(4)尿频的管理:尿频的患者建议每 4 小时排一次尿。在出门前、临睡前或晨起进行预防性的排尿。

(5)便秘的管理:包括足够的液体摄入量、多食粗纤维食物。

(二)尿潴留

ICU 患者长期留置导尿过程中处于开放式引流状态,但正常排尿模式是间断的排尿活动,开放式引流改变了正常排尿模式,使膀胱潴尿功能废用,产生了有尿即流的"惰性状态"。同时,长时间留置尿管,尿管拔除后由于排尿模式的改变患者害怕自主排尿,也是导致拔管后尿潴留的原因之一。因此,在拔管前应注意定时夹管,定时排尿,以锻炼膀胱潴尿和挛缩功能,刺激排尿反射;当患者过渡到普通病房或者出院后发生尿潴留可采用如下方法:下腹部按摩、热敷膀胱区、听流水声等方式诱导排尿。若膀胱过度充盈仍不能排尿者,应及时到医院就诊,行留置导尿引流尿液。

(三) 尿路感染

ICU 患者由于病情重,住院时间长,导尿管相关感染发生率较高,主要有以下原因:①女性发生尿路感染概率高于男性,由于女性尿道较男性短、直,加之尿道括约肌薄弱,共同作用使病原菌更容易逆行进入膀胱。同时女性尿道外口与肛门位置较近,患者卧床时更容易受到大肠埃希菌污染,发生尿路感染的概率更高。②高龄患者由于自身免疫力低下,正常生理防御功能较弱;加之老年男性常伴有前列腺增生,老年女性绝经后阴道分泌物 pH 上升,尿道局部抵抗力显著降低。导致尿路感染的概率增加。③导尿管留置时长与尿路感染密切相关,长时间留置导尿管使尿道内正常防御机制遭到破坏,导致尿道对细菌的抵抗力下降,发生泌尿系统感染的概率上升。④临床上不合理使用抗生素,不仅不能预防尿路感染,反而会增加条件致病菌导致留置尿管的继发性尿路感染。⑤ ICU 患者大多合并多种基础疾病,自身免疫力低下,对于病原菌的抵抗力低,易导致尿路感染。因此针对患者出现尿路感染,患者过渡到普通病房或者出院后,应根据医嘱进行抗感染治疗,同时应加强锻炼,提高自身的免疫力和抵抗力,如为卧床患者应告知家属注意做好清洁护理,及时清洗会阴部和肛门部,降低交叉感染的概率。

(四) 带管出院

患者由于疾病原因需带管出院者,指导患者做好以下自我护理措施:①保持尿管通畅,切勿牵拉过紧,每 2~3 小时排尿一次,观察尿液有无增多。②尿袋及引流管放置位置应低于耻骨联合,防止尿液反流。尿量满 1/2 时及时倾倒。③每周更换集尿袋、复查尿常规;如尿管脱出,立即当地医院就诊。④每日饮水 2 000ml 以上,学会观察尿液的颜色、性质及量,如有浑浊异常及时联系医务人员。⑤保持会阴部清洁,每日早晚清洁尿道口及外阴。⑥留置导尿管期间应适量摄入动物蛋白和糖类等,避免摄入过多菠菜、豆制品等含钙、尿酸、草酸过多的食物,以免形成结石。⑦对于能自主活动的患者进行功能锻炼指导,如散步、打太极拳等,运动时导尿管放置要固定妥善;同时要注意进行必要的膀胱功能锻炼如盆底功能训练,具体内容见盆底肌锻炼。

在辅助膀胱管理的措施中,排尿日记被广泛推荐使用。排尿日记是由患者或家属自行记录患者每日饮水和排尿的情况,包括每次饮水及排尿的时间、量和性状。排尿日记不仅可以帮助医护人员了解患者的病情变化,同时也促进了患者和家属参与到患者的自我排尿管理当中。

(五) 腹泻、便秘

患者 ICU 住院期间,由于需要进行肠内营养以维持机体能量需求,常需进行鼻饲,同时由于鼻饲前禁食禁饮以及应激反应,患者胃肠道功能减退,肠道无食物刺激,导致肠内绒毛细胞增殖下降,肠黏膜萎缩,肠道功能受损,肠吸收功能障碍,鼻饲时易增加腹泻、便秘等并发症的发生风险,大部分患者由 ICU 转出后会持续行肠内营养支持治疗,腹泻、便秘等并发症会持续存在于 ICU 转出甚至出院后。因此,患者转出 ICU 或 ICU 出院后,腹泻者指导患者及家属注意饮食卫生,禁止食用辛辣刺激性食物,腹泻较重患者应禁止饮食;症状较轻者可食用适量低脂少渣食物,如米汤、面条等,在寒冷的情况下注意腹部保暖,多喝热水;可遵医嘱服用蒙脱石散控制腹泻,腹泻得到控制后,可少量食用低脂易消化食物,逐渐过渡到正常饮食。腹泻患者同时需指导家属做好患者臀部皮肤的护理,防止失禁性皮炎的发生。便秘者指导患者适度下床活动,多食新鲜水果蔬菜,进食粗纤维食物,同时可遵医嘱服用益生菌调节肠道菌群。也可结合心理干预、腹部按摩等非药物方法进行调节。

1. 呼吸运动 全身放松,轻轻闭合双眼,舌尖抵于上腭,平静地进行腹式呼吸,于呼吸时夹紧臀部及大腿,肛门向上提收,并在呼气末闭气半分钟,然后全身放松。每组 5~10 分钟,6 次 /min。

2. 腹部按摩 操作视频见 ER4-1-7。

ER4-1-7
腹部按摩

(1)取仰卧位,充分暴露腹部,分别按摩天枢穴、中脘穴、气海穴各 10 次。

(2)双手重叠,以右下腹部为起点,沿升结肠、横结肠、降结肠、乙状结肠走向,顺时针对腹部进行按摩,按摩 64 圈。

(3)双手并排,由剑突向下推至耻骨联合,连续推动 64 次。

3. 肢体放松 操作视频见 ER4-1-8。

ER4-1-8
肢体放松

(1)扭腰运动:上半身分别向左、向右扭转,并配合两手上下搓腰部。

(2)扭胯运动:双手叉腰,先顺时针扭胯,再逆时针扭胯。

(3)拍打运动:拍打双上肢伸侧前缘至两肩。每个动作各做 10 次。

四、功能锻炼

重症医学的进步极大地提高了危重患者的生存率,但 ICU 患者出院时仍存在器官功能失调、肌无力和机体功能状态下降等情况。功能失调,尤其是肌无力在功能状态受损中发挥重要作用。住院期间,患者因疾病原因无法早期活动甚至不允许活动,长期卧床及约束导致关节僵直、肌肉萎缩、下肢静脉血栓等情况发生,甚至出现肢体废用性瘫痪等情况,严重影响患者康复。研究发现,当患者下肢制动时间 >6 周,电镜下可见腓肠肌纤维肌变性,纤维组织和脂肪显著增加,肌纤维横断面面积下降 26% 以上。即使是健康人群,长期卧床也会导致肌肉功能减退,每周肌力下降 10% 左右。而运动可以让肌纤维粗大,增加肌肉体积,长期适度的运动训练能够显著改善肌肉纤维形态,由此可见,肢体功能锻炼对 ICU 患者的康复极为重要。相关研究表明,在多学科团队指导下 ICU 患者进行早期功能锻炼对 PICS 具有良好的改善作用,如可减少患者住院时间、减少谵妄发病率、预防 ICU 获得性衰弱的发生等。但患者度过危险期转至普通病房开展后续治疗的主要内容是稳定病情,体能方面的恢复易被忽略,使患者在 ICU 时期的锻炼成效难以维持,继而影响患者的后续恢复。因此,在普通病房及出院后开展功能锻炼是非常必要的,这样既可以维持患者在 ICU 内早期锻炼的效果,也可以在此基础上更好地恢复患者体能,改善其长期结局,提高患者生活质量。

(一) 锻炼前宣教

实施功能锻炼前,与患者进行有效沟通,告知患者功能的目的、措施、预后,提高患者对功能锻炼的认知度,同时提高其依从性,使其在院期间积极主动配合医务人员进行功能锻炼,出院后能主动积极进行自主锻炼。

(二) 锻炼方式

1. 踝泵运动　ICU 转出和出院后患者主要受累的关节是踝关节,而踝泵运动是主动或被动屈伸踝关节的运动,包括踝关节的屈伸、内外翻和环绕运动,其方法是患者取平卧位或坐位,大腿放松,先最大角度向上勾脚,使脚尖朝向自己,保持 5~10 秒,然后用力绷脚,脚尖尽力向下踩,在最大位置保持 5~10 秒,再进行踝关节的跖屈、内翻、背伸、外翻组合在一起的环绕运动,顺时针与逆时针两个方向交替进行。踝泵运动直接作用于比目鱼肌和腓肠肌,通过比目鱼肌与腓肠肌的舒缩将停滞在静脉或静脉窦的血液泵出,促进血液向心流动。当肌肉收缩时,肌肉内和肌肉间的静脉被挤压,使静脉压升高,促使远心端的静脉瓣关闭,使静脉血不能倒流,而开放近心端的静脉瓣,有利于血液回流;当肌肉舒张时,挤压作用消失,挤压处静脉压降低,促使近心端的静脉瓣膜关闭而远心端的静脉瓣膜开放,有利于血液从远心端充盈静脉,能有效预防下肢深静脉血栓的发生,同时踝关节的背伸、屈曲及旋转时小腿肌肉得到有效锻炼,能有效促进小腿肌肉功能的恢复,改善和减少失用性萎缩的发生。踝泵运动作为一种安全、经济、易获得的锻炼措施,目前已被广泛应用于临床,且适合患者在普通病房及出院后居家进行自主锻炼。操作视频见 ER4-1-9。

ER4-1-9
踝泵运动

ER4-1-10
股四头肌锻炼

2. 股四头肌锻炼　股四头肌位于大腿前面,是人体最大、最有力的肌肉之一。通过股四头肌锻炼能快速提升患者腿部力量,其分为等长训练与等张训练。操作视频见 ER4-1-10。

(1)等长训练

1)绷紧练习:膝关节尽量伸直,大腿前方的股四头肌绷紧,踝关节尽量背伸保持 5~10 秒,再缓慢放松为 1 组,如此反复,20~30 组 / 次,每天 3~4 次。

2)非负重直腿抬高训练:膝关节尽量伸直,大腿前方的股四头肌收紧,踝关节尽量背伸,缓慢抬起整个下肢 15~20cm,保持 5~10 秒再缓慢放下,如此反复,20~30 组 / 次,每天 3~4 次。

3)负重直腿抬高训练:一般使用 2kg 的沙袋开始,将沙袋固定在踝关节,重复非负重直腿抬高训练动作,如此反复,20~30 组 / 次,每天 3~4 次。

4)静蹲训练:身体挺直,两脚分开比肩稍宽,脚尖正向前,两腿缓慢下蹲(下蹲角度视大腿肌力和病情而定,但不能超过 90°)保持 2~5 分钟,再缓慢站立间隔 5~10 秒为 1 组,如此反复,5~10 组 / 次,每天 3~4 次。

(2)等张训练

1)床上等张收缩训练:患者仰卧于床上,双膝并拢屈曲 90°,缓慢匀速伸直膝关节,保持 5~10 秒再缓慢放下为 1 组,如此反复,20~30 组 / 次,每天 3~4 次。

2)床边等张收缩训练:患者坐在床边,双小腿自然垂下,双小腿伸直保持 5~10 秒再缓慢放下为 1 组,如此反复,20~30 组 / 次,每天 3~4 次。

3. 步态训练　步行是人体转移活动中不可缺少的重要部分,合理的步幅、步宽、步速、步频,身体重心及时地转换,躯干、骨盆的有效控制以及双下肢肌肉、关节有效、协调的运动,构成了人体正常的步态。

(1)诱发平衡控制模式训练

1)踝关节协同运动模式的诱发训练:人体在正常情况下进行小幅度或缓慢晃

动时可诱发出踝关节协同运动模式或对策来保护身体的平衡。运动时治疗师应用手固定髋关节,身体重心以踝关节为轴进行前后转动或摆动,类似钟摆运动。

2)髋关节协调运动模式的诱发训练:身体较大幅度、接近稳定极限或快速的摆动时常诱发出髋关节协同运动模式或对策。髋关节协同运动模式或对策是通过髋关节的屈伸来调整身体重心和保持平衡。促进和诱发髋关节对策的训练方法包括在平衡木上(横向或纵向)站立、足尖接足跟行走、在铁轨上行走及单腿站立等。

(2)负重训练:患者因病较长时间缺乏站立位的感觉,因此在条件许可的情况下,应在平行杠内练习双腿负重,平行杠的一端放矫形镜,矫正站立姿势。同时双足分别站在各自的体重计上,PT 师观察双侧体重计的计数,指示患者调整到对称位置。让患者体会、记忆、控制正常姿势的感觉。训练时双侧全足底着地,双足并拢,膝关节屈曲 8°~15°,身体重心保持在中线位置。训练中使用膝关节支具进行训练不但可以持续而有控制地训练膝关节的控制能力,避免膝关节于站立时跪倒或过伸展,而且将会使偏瘫患者感到一种安全感并因此而大胆而积极地配合训练,患者能不断地体验站立负重时的感觉,其结果将加速改善或重建膝关节的控制,进而改善下肢的负重能力。

4. 八段锦 是传统的健身功法,起源于南宋,2003 年国家体育总局健身气功管理中心对其进行整理改编,并向社会全面推广。八段锦运动由八个连贯流畅的动作组成,各个动作之间保持对称与和谐,是中医养生和非药物治疗的重要手段。八段锦在有氧运动的基础上,融合中国古代哲学和传统医学观念,长期练习能起到改善气血运行、调节脏腑功能的作用,并且符合现代运动康复提倡的低中强度、长时间有氧运动的特点。八段锦运动具有简单易学,强度适中,适合人群广泛,环境限制小等优势,练习要领包括松静自然、准确灵活、练养相兼、循序渐进。要求练习八段锦时,身体保持一个稳定的重心,以腰为轴,带动四肢的运动。肌肉的紧张和放松是在身体不同部位交替进行的。在练习中,头脑、身体和呼吸都需要平稳而不紧张。要求保持"细、长、匀、缓、深"有节奏的逆腹式呼吸,属于中等强度的安全有氧运动,其训练以国家体育总局健身气功管理中心 2003 年颁布的"健身气功·八段锦"为标准,共十式,动作包括预备式、两手托天理三焦、左右开弓似射雕、调理脾胃须单举、五劳七伤往后瞧、摇头摆尾去心火、两手攀足固肾腰、攒拳怒目增气力、背后七颠百病消、收势。规范练习八段锦可以使人在安静平和、放松身心的状态下,将肢体动作与内心思想相互结合,通过体内气机的升降出入运动,从而起到疏通经络、调节脏腑、增力强肢、安养神明的作用。

5. 太极拳 为国家级非物质文化遗产,是以中国传统儒、道哲学中的太极、阴阳辩证理念为核心思想,集颐养性情、强身健体、技击对抗等多种功能于一体,结合易学的阴阳五行之变化、中医经络学、古代的导引术和吐纳术形成的一种内外兼修、柔和、缓慢、轻灵、刚柔相济的中国传统拳术。太极拳的练习对人体的循环、消化、呼吸、泌尿、皮肤和神经等各系统均具有调节作用,还可帮助降低血压、增强免疫系统的功能水平、缓解压力、改善睡眠质量、提高灵活性、增强力量、改善平衡能力。二十四式太极拳也叫简化太极拳,是国家体育运动委员会(现为国家体育总局)于 1956 年组织太极拳专家汲取杨氏太极拳之精华编串而成的,包括"起势、野马分鬃、白鹤亮翅、搂膝拗步、手挥琵琶、倒卷肱、左揽雀尾、右揽雀尾、单鞭、云手、单鞭、高探马、右蹬脚、双峰贯耳、转身左蹬脚、左下势独立、右下势独立、左右穿梭、海底针、闪通臂、转身搬拦捶、如封似闭、十字手、收势"二十四式。其动作舒展流畅、连绵不断,而且特别强调虚实转换,经常练习太极拳,可以有效控制身体活动,提高呼吸控制及手眼配合、身体与意识相互配合,有助于提高身体动作的协调性和平衡性。同时,太极拳是一项全身运动,要求筋骨肉全身放松、拉伸,在慢练中能让人体的肌肉、骨骼获得充分的锻炼,能增强肌肉力量及耐力,保持关节灵活性和韧带的柔韧性,提高身体新陈代谢,延迟机体衰老。练习过程中要注意心静体松,在保持正确的姿势基础上,有意识地让全身关节、肌肉以及内脏等达到最大限度的放松状态。对下肢,以腰带跨,以跨带膝,以膝带足;对上肢,则以腰带背,以背带肩,以肩带肘,以肘带手。虚实分明,下肢以主要支撑体重的腿为实,辅助支撑或移动换步的腿为虚;上肢以体现动作主要内容的手臂为实,辅助配合的手臂为虚。呼吸自然,运动过程中应自然、匀细,徐徐吞吐,要与动作自然配合。

6. 五禽戏 基于五禽戏之鸟戏的大叶性肺炎康复呼吸操方案分为文字版和视频,研究者持有文字版,并将方案以视频形式呈现给患者及家属便于习练。

(1)第 1 式(立式呼吸)。站立位,两脚分开,与肩同宽,双手叉腰,用鼻吸气,缩唇呼气。吸气与呼气重复 4 次。

(2)第 2 式(压胸呼吸)。同样站立位,两脚分开,与肩同宽,双手置于肋缘下,吸气;压肋缘时,呼气。吸气与呼气重复 4 次。

(3)第 3 式(抬腿呼吸)。站立位,双手叉腰,抬左腿吸气,复位时呼气,双腿缓慢交替,呼吸与动作结合。吸气与呼气重复 4 次。

(4)第 4 式(抱胸呼吸)。展臂吸气,抱胸呼气,通过手臂的开合,控制呼吸,开时吸气,合时呼气。该动作重复 4 次。动作注释:意守、调息和动形配合,达到内气鼓荡、精气流畅。

(5)第 5 式(仰伸呼吸)。站立位,双手叉腰,身体后仰成弓状,吸气;身体前倾,呼气。该动作重复 4 次。动作注释：身体后仰成弓状起到拉伸任脉的作用；然后身体前倾，此动作可作用于大椎和尾闾，进而起到牵动督脉的作用；隆腹深吸气，弯腰缩腹呼气，松紧交替，可疏通任、督二脉，使经气流通。

(6)第 6 式(鸟伸)。昂首挺立，双手交叠于腹前，两臂上提时吸气；耸肩缩颈、尾闾上翘，下按时含胸松腰，呼出浊气，两腿微屈，分手时左腿向后伸，而后重复此动作，换右腿向后伸，如鸟飞行。该动作重复 4 次。动作注释：双手腹前重叠，伸颈运腰，可使真气上引；躬身向前，虚双手，可迎神破顶；下按时，气沉丹田，六腑调和，元气无损。

(7)第 7 式(鸟飞)。站立位，双手交合于腹前，掌心向上，侧平举，先提左腿独立，立腿下落；再上举提右腿独立，手背相对，形成一个向上的喇叭口。该动作重复 4 次。动作注释：可锻炼心肺功能，提高机体平衡能力。

(8)第 8 式(收式)。两手侧举向上，吸气；体前下落，呼气。动作注释：闭目静养，调匀呼吸，意守丹田，可起到调和气血、疏通经脉、调理脏腑的功效。视频背景音乐采用《梅花欢喜漫天雪》等舒缓的乐曲。

(三)功能锻炼实施的影响因素

ICU 转出或出院患者多因 ICU 救治经历，以及 ICU 期间镇痛镇静药物的使用，易产生疲劳而拒绝锻炼，同时因疾病引起的心理问题等也会阻碍患者锻炼的进行，往往依从性不高，导致功能锻炼难以持续有效进行。因此在普通病房治疗期间，管床医生、护士及康复治疗师要对患者及家属进行有效的健康宣教，使患者及家属积极主动配合功能锻炼。出院时，可以发放功能锻炼小册子，或建立微信公众号，以指导患者出院后进行功能锻炼，促进患者康复，提高生活质量。

(四)评价工具

功能锻炼结束后，要针对锻炼效果、生理功能、生活质量、心理状态等方面进行评价，以评估患者锻炼效果。主要有以下评价工具：

1. 6 分钟步行测试　是一种较为客观的评价患者生理功能的指标，详见第二章第一节。

2. 手握力测定仪　主要测量手臂肌肉力量和手掌灵活度。

3. 36 条目健康调查简表　是目前国际上最为常用的生命质量标准化测量工具之一，详见第二章第一节。

4. 欧洲五维生存质量量表　是一种多维健康相关生存质量测量法，易于操作、简明易懂，在国内是普适性评估量表，国外则用于评估 ICU 患者转出 ICU 后的生活质量，详见第二章第一节。

第二节　心理干预

一、叙事疗法

叙事疗法(narrative therapy,NT)又称叙事心理治疗,是 Michael White 和 David Epston 于 1980 年创立的。它是从家庭治疗领域中派生发展起来的一种新兴的心理治疗取向。叙事就是讲故事,即按照时间的顺序组织发生的事件。这些事件既是我们过往生活的基本写实,也是实现未来充满意义的事件的希望源泉。NT 是指咨询者通过倾听他人的故事,运用适当的方法,帮助当事人找出遗漏片段,使问题外化,从而引导来访者重构积极故事,以唤起当事人发生改变的内在力量的过程。这一治疗技术以来访者为中心,将个体的心理问题看作生活故事中的插曲,干预者要做的是挖掘个体重构新故事的契机,激发其主观能动性,不断丰富、巩固美好的生活叙事,从而促进其现实态度、行为的改变。叙事治疗在实践中无标准化程序可循,但在应用中,应需要遵循其理论原则,即隐喻原则、干预原则、重复原则、反思原则和重构原则。

二、暴露疗法

暴露疗法开始于第二次世界大战后西方学者对退伍军人创伤后应激障碍的研究。暴露疗法是通过让患者长时间暴露于导致其症状出现的刺激中,使得患者产生适应过程而消除症状,并改变对刺激的感知和认识,建立新的行为模式的一种治疗方式。其理论基础是情绪加工理论。根据此理论,PTSD 的侵入性回忆、过度警觉、回避等典型症状的形成不仅仅由创伤事件导致,而更多来自对创伤事件的记忆。暴露疗法的核心是改变恐惧图式的病理成分,目的是增强对创伤记忆的加工来减轻 PTSD 的症状,通过对创伤记忆的暴露或者想象暴露,将个体放在能够引发个体创伤记忆但是安全的环境中,使创伤记忆所引发的恐惧降低,进而阻止行为和认知的逃避。随着恐惧情绪的缓解,个体会自动调整对刺激所赋予的意义。

三、虚拟现实暴露疗法

虚拟现实（virtual reality, VR）是近年来迅速发展起来的一项技术。虚拟现实是一种可以创建和体验的计算机系统，它是通过一些特殊设备，如头盔式显示器、图形眼镜、数据手套、立体声耳机、追踪系统、三维空间传感器等，用计算机技术来生成一个视、听、触、嗅等感觉逼真的虚拟时空世界。使用者可以通过传感器装置与虚拟环境交互作用，按照自己的意愿去改变虚拟环境，其感觉、动作与真实世界一模一样，有强烈的"亲临其境"的感受和体验。为了能够在暴露疗法中呈现较完善的暴露场景，往往需要虚拟现实对特定应激场景加以呈现，于是便促成了虚拟现实技术与暴露疗法相结合，我们称之为虚拟现实暴露疗法（virtual reality exposure therapy, VRET）。VRET 可以复刻不可控的暴露因素（例如害怕飞行、自然灾害、恐惧生病），并有效地克服患者参与传统暴露疗法过程中对创伤性记忆的回避，同时降低暴露过程中的时间成本。虚拟现实的灵活性允许治疗师订制特定的治疗体系以满足不同患者的需求。它的优点概括起来包括交互性、灵活性、可控性、机密性、安全性、省时、节约成本和可重复性。但由于 VRET 加入了虚拟现实系统而费用相对较高，对硬件设施的要求较高；虚拟场景开发难度较大，对开发人员的技术要求很高；在设备的维护上，需要投入大量的人力与物力。

四、焦点解决短期心理治疗

焦点解决短期心理治疗（solution focused brief therapy, SFBT）是一种积极心理疗法，并不过度探究当事人的问题成因，而是在尊重的基础上通过赋能、希望等对话扩大正向知觉这种平等和谐的沟通方式，更有利于帮助 PTSD 患者建立良好的人际关系，提高自尊感及自我和谐水平，合理宣泄情绪、矫正创伤认知，从而缓解 PTSD 阳性症状并改善心理健康水平。SFBT 强调自身资源或优势的挖掘，通过多种沟通导向技术探索其内在潜能与外在资源，充分尊重患者自身解决问题的能力，而治疗者仅"引导"觉知自我能力、付诸行动及应验改变而非强行"制造"改变。SFBT 强调在短期内通过简短有效的导向迅速缓解患者的问题，建立内源性正向引导力量，这也是长期、正性影响的关键。SFBT 更侧重于聚焦未来，通过正面导向引导患者确认自己内心真实的愿景，觉知自身潜在的优势、力量或资源，构建合理、具体、正向的目标,并侧重行动力、执行力的培养,患者更容易体会到"行动"的正面影响,甚至产生"行动先于动机"的效应,帮助其建立自信心。

五、正念疗法

详见"第三章第十节　早期心理支持疗法"。

六、眼动脱敏与再加工和认知行为疗法

国际指南推荐眼动脱敏与再加工(eye movement desensitization and reprocessing, EMDR)和认知行为疗法(cognitive-behavioral therapy,CBT)作为 PTSD 治疗的首选方法。EMDR 治疗师通过处理来访者的创伤性记忆,对来访者痛苦的情绪进行脱敏、对创伤事件相关的认知进行重构,创伤性记忆得到适应性的处理。CBT 是一组治疗方法的总称,包括认知疗法和行为治疗技术,强调认知在心理和行为问题的发生及转归中起着重要的作用,通过纠正患者引起疾病的认知来达到治疗的目的。EMDR 与 CBT 均能显著提高 PTSD 患者的生活质量,改善 PTSD 的核心症状,如闯入性思维和噩梦的减少、警觉性降低,从而提高患者的生活满意度及社会功能。

七、接纳与承诺疗法

接纳与承诺疗法(acceptance and commitment therapy,ACT)由美国心理学教授海斯博士等创立,是认知行为治疗中的一种经验性行为心理治疗,以人类语言、认知关系框架理论和功能性语境主义哲学为基础,促使个体接纳自己的心理体验,增强心理灵活性,降低经验性回避程度,ACT 倡导接纳,而不是 PTSD 惯用的回避方法,在 PTSD 共病的饮食障碍、物质滥用、心理障碍以及对于特殊 PTSD 患者的治疗都有良好的效果,且个体对于 ACT 的满意程度较高。

八、游戏疗法

20 世纪 20 年代,安娜·弗洛伊德和克莱恩开始系统地整理如何利用游戏进行儿童心理分析治疗。此后,经过许多心理学家、临床医生等的不懈努力与尝试,游戏疗法最终形成了以精神分析、人本主义和结构化治疗为主的三大流派,该疗

法主要针对 3~12 岁的儿童,但事实上对于青少年和成人同样适用。精神分析学派的游戏疗法强调游戏给儿童提供了自我表达的机会,可以代替语言式的自由联想,为儿童开辟了通往潜意识的道路。咨询师通过观察儿童游戏收集信息,鼓励儿童表达自己的幻想,然后根据儿童的表现分析想法背后的意义。通过解释将儿童无意识体验变成有意识体验,从而帮助儿童妥善解决情感上的问题。人本主义学派十分重视为儿童创设温馨而友好的环境。在辅导中,由儿童自行安排游戏内容,而非咨询师事先设计游戏方案。按照人本主义观点认为与儿童之间情感的维系是辅导的关键。辅导的目的在于帮助儿童摆脱自我概念里不真实的部分,实现真正意义上的人格解放。人本主义学派 Mahmoudi-Gharaei 等对遭受巴姆地震的 19 名 3~6 岁学龄儿童进行创伤评估及 Rutter 问卷调查后,给予人本主义的团体游戏疗法干预,发现干预前后儿童创伤情绪和行为的降低具有显著差异。结构化游戏疗法主张在整个咨询过程中,咨询师占据主导地位,制订游戏方案,选择咨询方式,并设立游戏规则。只有这些经过精心设计的带有针对性的咨询方案,才能帮助儿童将其内心压抑的想法投射出来,从而宣泄情感、解决心理问题。角色扮演(role play)是一种具有较强投射性的技术,由咨询师和儿童一起在特定情境中扮演指定的角色。咨询师扮演儿童或儿童在生活中遇到的人。这样,儿童就能在自己的掌控下把受到创伤的情景再现出来,并通过重构技术消除或缓解心理冲突。游戏疗法因其特有的游戏治疗模式,为儿童提供了自由的表达空间,适合在国内的心理治疗领域广泛推行。结合我国国情,例如灾后幸存儿童,因其成长环境特殊或是自身经历了较大的创伤事件,容易出现情绪失调和行为问题,而受语言能力限制,加之出于顾虑而难以启齿,较难将自身感受表达出来。因此,让儿童通过游戏得以释放,并在咨询师的帮助下获得认知上的统一,这种间接的干预方式更为合适。

九、同伴支持

早在 20 世纪 70 年代,"以患者为中心" 的护理理念不足之处逐渐凸显,美国医学界认为该护理理念并未将家庭和社会对患者疾病康复的重要促进作用纳入其中。随着"生理 - 心理 - 社会"医学模式的提出和逐渐完善,人们开始重视支持系统的应用。

同伴支持(peer support)是一种以患者为中心、以康复为导向的社会支持方法。同伴支持是指具有相似经历或人口社会学特征的目标人群,一起分享、交流各自的经历或体验,从而获得相关的观念、信息、情感支持或行为技能等,以解决现存或潜在的健康相关问题。而同伴教育(peer education)是指一个人接受训练,通过分享自己的心理健康恢复经验来帮助有同样经历的人。研究表明,同伴支持可以提高患者的治疗参与度、治疗动机、社会功能和生活质量。目前被广泛应用于慢病、肿瘤患者的管理,或促进康复期如截肢患者的康复,亦被用于促进精神疾病患者的康复。PTSD 退伍军人的定性反馈显示,同伴支持可增加创伤后应激障碍患者的社会支持,提前治疗时机、提高治疗依从性,降低患者耻辱感,同时促使患者恢复正常化,但需考虑同伴支持群体的创伤类型、性别和时代。美国护理学会在提出同伴支持可作为降低 ICU 后综合征的新策略时,将同伴支持定义为在 ICU 幸存者之间提供同情、建议和分享故事的过程,其中心思想是相互尊重,自愿给予支持和接受帮助,共同克服困难。

同伴支持不是以临床医护为中心的模式。在目前实施 ICU 患者同伴支持干预中,通常将护士作为主要促进者,为患者提供安全的空间,让他们可以一起交流,发现共同点以帮助彼此。Mcpeake 等指出 ICU 患者中的同伴支持多学科团队包括医生、物理治疗师、营养师和药剂师、高级执业注册护士(APRN)和注册护士等,此外还需要临床心理学家为 ICU 患者提供适当的心理护理。同时还需挑选疾病恢复好、具备良好沟通能力、语言表达能力、对疾病相关知识有一定了解且有奉献精神的 ICU 康复患者作为同伴支持者。同伴支持者是 ICU 同伴支持干预中的核心角色,通常由医护人员挑选、自荐和招募 3 种形式产生。

SCCM 领导的 PICS 和同伴支持组织联合合作的研究中指出,同伴支持有 6 种模式:基于社区的同伴支持模式、心理学家主导的同伴支持模式、基于 ICU 随访门诊的同伴支持模式、基于网络的同伴支持模式、基于 ICU 内小组的同伴支持模式和同伴导师模式。这 6 种模式分别在英国和美国的部分地区推广应用,证实了同伴支持可缓解 ICU 转出患者及家属 PICS 相关的焦虑和抑郁症状,改善患者的生活质量,增强患者的自我效能。

第三节　认知干预

认知干预是指通过特定的认知指导计划和认知指导实践来提高认知功能,以防止或延缓认知功能进一步衰退。人的大脑具有潜在的认知可塑性,因此正确的学习方式对患者是一种有效的认知恢复,其中主要的认知干预主要分为认知刺激和认知康复训练。

一、认知干预方法

(一) 认知刺激

1. 重复经颅磁刺激 重复经颅磁刺激(repetitive transcranial magnetic stimulation,rTMS)是一种新兴的非侵入性、无痛治疗方法,通过不同频率的刺激作用于大脑皮质区,影响中枢神经系统递质的产生和释放,起到调节认知功能的作用。通过利用电磁脉冲作用大脑皮质神经元细胞,使神经元细胞膜电位发生改变并产生感应电流,感应电流沿轴突传导能兴奋周围更多神经元细胞,从而发挥治疗效应。一般认为,高频(>1Hz)rTMS 治疗机制为激活局部神经元,提高大脑皮质兴奋性,低频(≤ 1Hz)rTMS 则是抑制作用。高频刺激可使神经元细胞 Ca^{2+} 内流增多,产生长时程的增强效应,低频刺激可使得神经元细胞 Ca^{2+} 内流减少,产生长时程的抑制效应。rTMS 对不同疾病导致的认知功能障碍均有改善作用;rTMS 参数的设置是疗效的关键,普遍认为高频 rTMS 疗效更理想;rTMS 与其他治疗方式(药物、头皮针刺、计算机辅助等)叠加使用,更能显著改善患者认知功能障碍。但目前 rTMS 的研究仍存在一些问题:①不同参数 rTMS 对认知功能障碍改善效果存在差异,需要进一步通过大量实验找出最优参数;② rTMS 对认知功能障碍改善状况的评价指标不一,不利于效果评定与深入研究;③多数研究只关注了 rTMS 作用后的短期效应,未做长期追踪评价关注其持久效应;④患者自身的差异性对实验结果有影响,不利于 rTMS 作用效果的评定。

2. 经颅直流电刺激 经颅直流电刺激(transcranial direct current stimulation,tDCS)是一种非侵入性、低强度,利用恒定微电流调节大脑皮质神经细胞活动的技术,通过促进或抑制大脑皮质的兴奋性,达到相应的治疗目的。可能与神经回路中长时程增强(long-term potentiation,LTP)和长时程抑制(long-term depression,LTD)有关,LTP/LTD 效应是大脑可塑性的关键机制,尤其在学习和记忆方面。研究表明,tDCS 辅助功能康复训练干预帕金森病的临床效果明显优于功能康复训练,能改善患者的认知功能。tDCS 的效果主要取决于刺激参数,包括极性、电极片面积大小、刺激周期和电流强度等。在 tDCS 调节认知功能方面,研究最多的是记忆,尤其是情景记忆(个人在特定时间、地点经历的事情和经验的记忆),常选用阳极刺激。在安全性方面,tDCS 使用微弱电流,阈下调节皮质浅部神经元静息电位,并未诱导动作电位,不会诱发癫痫发作,安全性较高,这为探讨 PICS 中认知障碍的干预方法提供新思路。

3. 虚拟现实认知刺激 随着研究者对危重症患者认知功能的不断研究,逐步认识到 ICU 住院时长是危重症患者发生认知障碍的危险因素之一,而患者长时间在封闭式管理的 ICU 接受疾病治疗与护理,如持续人工照明、高噪声、家属分离及与外界环境隔离会带给患者不同程度的紧张、恐惧和焦虑情绪,甚至可能出现认知障碍。ICU 转出患者对 ICU 环境存在中度压力,认知维度是患者感知的主要压力源之一,严重影响患者康复及生活质量。近年来,研究者越来越认识到接触自然环境会对健康产生积极影响。有研究指出,与自然景观接触在心理指标方面能够显著改善老年人的不良情绪、注意力及主观感知恢复性体验;欣赏型接触自然景观方式相比活动型接触自然景观方式在心理健康效益方面能发挥更大作用。这提示,临床上可尝试让 ICU 患者接触某些自然景观,以期改善患者心理不良情绪,进而预防认知障碍发生。但是,ICU 住院患者因疾病及 ICU 特殊环境原因被限制在室内,而在 ICU 中增加患者与自然环境的接触具有一定挑战性。

随着信息技术与智能化的发展,虚拟现实(virtual reality, VR)技术应运而生,VR 逐渐在医疗卫生领域得到广泛应用。通过 VR 技术生成的场景更生动、现实,在一定程度上更能带给用户身临其境之感。因此,可根据 VR 制造虚拟环境的特点,将外界环境呈现在患者眼前,通过 VR 让 ICU 患者摆脱 ICU 的封闭环境,暂时"逃离"ICU 环境,这可能会改善患者的心理紧张情绪,进而改善患者认知水平。基于自然环境的 VR 技术为阿尔茨海默病和痴呆患者提供了积极的认知结果。与城市环境以及 ICU 电视屏幕环境相比,自然环境对 ICU 健康受试者的生理和心理状态的积极作用最高。此外,VR 在 ICU 环境中使用具有安全性、可行性与有效性。通过 VR 为患者展示一段 5 分钟的水生世界和景观的视频以及降噪耳机播放古典音乐,可为患者提供安慰、减轻患者住院期间压力。此外,VR 刺激有可能减少危重患者的心理生理压力并恢复认知能力和注意力。

目前,重症患者认知损伤的机制仍不明确,临床应该在保证患者安全的情况下积极尝试 VR 干预,探索一套可行、全面和系统的 VR 认知干预方案,以预防患者发生认知障碍,促进康复并提高危重症患者出院后的生活质量。

(二)认知康复训练

1. 传统认知训练 传统认知障碍康复训练主要为纸笔训练,由治疗师根据患者的功能情况设计相应的治疗性任务或适应性任务进行练习,目的是通过强化、加强或重建先前学习的行为模式或建立新的认知活动模式或机制来补偿受损的神经系统,从而实现认知功能改变。目前,传统认知训练在脑卒中后、血管性认知障碍以及痴呆及阿尔茨海默病所导致的认知障碍患者认知功能训练中应用广泛并取得一定效果。传统认知训练内容主要包括:从定向力、记忆力、注意力和计算力、回忆能力以及语言能力等方面着手认知干预训练,具体细节内容可根据实际情况进行调整。

(1)注意力训练:准备一串数字或英文字母,当指导者念到某一数字或字母时,要求患者举手示意或拍打桌面。

(2)计算力训练:对数字运算进行计算、为患者设计简单算术。

(3)记忆力训练:可通过朗读法或图示法反复朗诵、观看需记忆的信息,并在朗诵、观看 5 分钟后回忆相关内容;可通过提示法对相关信息进行提醒。

(4)定向力训练:利用日历、提示卡片等训练患者时间定向力,向患者提问当天所在地点、位置、方向以及让其区分自己的左右侧肢体等。

(5)执行功能与视觉空间结构能力训练:通过语言指导患者完成相应任务:临摹各种平面与立体图形、日常生活中的物品进行分类规整训练等。

(6)语言训练:日常多与患者沟通交流,选择合适的阅读材料供患者阅读。

(7)失认训练:指导患者触摸身体的各个部位,要求其说出所触及的部位;将相似物品成对置于患者面前,要求患者辨认并描述这些物品在结构上的区别。

2. 虚拟现实认知训练 因认知功能的复杂性,传统的纸笔训练模式较为枯燥使患者依从性不高而降低训练效果,不利于患者的认知康复。然而,随着信息技术与智能化的发展,越来越多的研究结合计算机与人工智能技术,使认知康复训练方式变得多样、有趣。虚拟现实技术就是其一。虚拟现实认知训练是指,借助 VR 技术在计算机生成的交互式模拟环境中创造一种身临其境的存在感进而进行认知刺激与训练。与传统认知训练相比,可营造逼真的听觉、视觉体验,改善认知能力的同时使者获得美好体验,同时减少训练成本和训练照护负担。

用户可通过 VR 设备来达到模拟现实的目的,可分为沉浸式和非沉浸式。沉浸式 VR 通过佩戴头盔或头戴式眼镜以进入虚拟环境;非沉浸式 VR 则通过观看屏幕中的虚拟环境及动画图像进行环境交互,也可通过运动传感器传输用户的运动信号到虚拟环境中以完成特定的任务。与传统认知训练相比,基于 VR 的认知训练具有多种优势。首先,由于用户与虚拟环境之间的感觉运动交互,允许将技能从虚拟语言转移到现实语言;其次,VR 允许患者在安全可控的环境中进行基本的日常生活活动或有趣的任务,提高患者兴趣并增加参与度;最后,患者在与计算机生成环境互动时的依从性和满意度高于传统康复。

如今,VR 已被应用于多种康复治疗,包括运动功能训练、平衡功能训练等,也已逐步应用于认知功能障碍的干预治疗,虚拟现实技术可以为使用者营造出逼真的生活、学习场景,帮助其更好地掌握相关技能,对改善患者认知功能有积极作用。目前,将 VR 技术应用于重症患者认知训练的研究相对减少,这可能与患者病情限制以及环境特殊性有关。一项国外研究,由神经心理学家、护士、危重护理医生和生物医学工程师组成的跨学科团队设计了重症监护早期神经认知康复(ENRIC)平台,主要由中央处理单元、平板电视和运动传感器组成,用于危重患者的神经认知刺激,包括被动锻炼、引导 - 观察练习、选择注意力及工作记忆练习。它是基于虚拟现实技术,使患者沉浸在一个放松环境中并得到虚拟化身的陪伴,及时为他们提供指导,激励他们完成锻炼,并鼓励他们放松心情,是一种低认知负荷训练刺激软件。其研究结果表明,基于虚拟现实的神经认知干预是可行的、安全的、可容忍的,可以刺激认知功能,满足危重患者的需要,危重症患者认为这样的练习令人愉快、放松,不会过度疲劳。

虽然在重症患者中使用 VR 是安全的,但某些患者可能对 VR 使用不耐受,导致躁动增加,所以有必要对重症患者实施针对性的 VR 干预措施,并针对认知各个领域如视空间与执行能力、注意力与计算力、语言能力等方面,设计较为系统、全面的 VR 干预内容。在实施 VR 干预前要对患者、家属进行良好的沟通工作,解释说明 VR 技术康复训练的特殊性、必要性以及注意事项,以提高患者及其家属对于 VR 技术康复训练的认知,进而提高其配合程度。在实施 VR 干预过程中要对患者做好安全监测,密切监测如呼吸、脉搏、心率等生命体征的变化,及时询问患者感受如是否出现头晕、呕吐的感觉,以进一步调整干预计划。

3. 计算机辅助认知干预训练　随着科技的发展,计算机辅助认知功能训练以其独特的精准化、多样化、个性化、情景模拟等优点也逐渐取代传统认知训练模式。目前计算机辅助认知训练干预方法已在国内广泛应用,主要针对人群为轻度认知功能障碍(mild cognitive impairment,MCI)患者、卒中和脑损伤患者。其训练系统是基于信息技术和智能化编制而成,设计的认知训练内容主要包括加工速度、记忆、视觉、执行功能等认知领域,多与日常生活密切相关,简单便捷。

　　李晨曦等基于 Matlab 自主编制了注意力、执行功能及空间旋转和工作记忆等多个认知训练程序,通过训练后能够显著改善 MCI 老年人的认知功能,并且该程序操作方法简便、符合国人习惯且兼具一定趣味性。访谈结果提示部分老年人表示记忆能力有提升、反应增快,希望能继续接受该训练。此外,王蒙等采用基于计算机的认知康复系统探讨不同次均训练时间和频率的计算机化认知训练改善 MCI 老年人认知功能和日常生活能力的作用,结果提示通过计算机开展认知训练可有效改善 MCI 患者整体认知功能、提高日常生活能力,并且训练量和训练持续时间是保证计算机化认知干预效果的关键。该系统包括评估模块、精准训练方案、训练程式、监测模块、医院管理模块和数据报表分析工具,是功能较为全面的认知训练系统。目前,计算机辅助认知训练应用于危重症患者的研究鲜有报道,这可能与患者入住 ICU 期间病情变化不定、转出 ICU 后及出院后患者人群分散导致很难实施进一步的认知干预训练有关。由于计算机辅助认知训练操作的便利与训练内容的多样性和趣味性,可设计一款专门针对 ICU 住院患者或 ICU 转出患者的认知训练系统,以改善患者认知功能。

第四节　随访管理

　　2012 年 SCCM 召开的第二次关于 ICU 幸存者的会议强调,针对 ICU 幸存者,不仅要提高大众和医务人员对 PICS 的认知,建立完善的 ICU 连续服务,并要探讨出 PICS 有针对性的预防和干预措施。对此,英国国家健康研究所提出为降低 PICS 发生率,改善重症患者远期结局,应建立从 ICU 到普通病房再到出院后的连续性的以功能锻炼为基础的 ICU 后随访服务。ICU 后随访服务也称 ICU 后照护或 ICU 后康复,包括 ICU 后前期照护(从 ICU 转至普通病房但还未出院期间进行的护理随访活动)和 ICU 后后期照护(ICU 患者出院后进行的护理随访活动)。ICU 后随访服务常以护士为主导的多学科团队,包括护士、医生、理疗师、心理治疗师和作业治疗师以及社会工作者等实施。

一、随访的种类

根据随访方式和地点,可分为普通病房随访、ICU 门诊随访、重访 ICU、电话随访或家庭随访。

(一)普通病房随访

患者从 ICU 转到普通病房后由有经验的护士在 24 小时到 1 周内进行病房随访。普通病房随访主要是由 ICU 护士评估患者的身心状况,促使病情稳定,预防影响康复的因素,避免病情恶化,并与普通病房护士合作给予患者护理支持,必要时与其他健康专家交流患者状况。

(二)ICU 门诊随访

通过由 ICU 护士书写的患者住院日记和拍摄的照片与其讨论 ICU 经历,以弥补患者的记忆空白,帮助患者区别所发生事情的真实与否。同时了解患者身心恢复情况和疾病对生活的影响,识别患者伴发问题,如呼吸困难、饮食困难、睡眠障碍、情绪不稳、集中心智和记忆困难。并给予健康指导和鼓励患者寻找院外支持。

(三)重访 ICU

重访 ICU 是指患者出科后第一次预约访视时或患者情况允许时邀请患者重访 ICU,会见在 ICU 为其提供医疗服务的护士和医师,目的是消除患者内心对 ICU 治疗环境的恐惧。

(四)电话随访或家庭随访

一般发生在患者出院回家第 1 周及之后的随访,主要是关注患者的疾病状况、健康相关生活质量和日常活动情况,了解其社会、生理、心理问题如经济、难以集中注意力、情绪不稳等问题,必要时提供专家指导,并鼓励患者及其家属电话联系随访护士及院后随访团队。

二、随访的内容及流程

(一)ICU 后随访的内容

主要包括:①阅读 ICU 日记;②认知训练;③运动训练;④心理护理;⑤个案管理;⑥信息支持;⑦症状管理等。详见表 4-1。

表 4-1　ICU 后随访内容参考

研究者	患者特征	样本量		干预措施		随访时间 / 个月
		试验组 / 例	对照组 / 例	试验组	对照组	
王烁	ICU 心脏术后患者	63	63	出院前指导患者阅读 ICU 日记,出院后,患者自行阅读	ICU 常规护理和健康指导	3
赵晶晶	普内科、普外科和神经科 ICU 患者	167	165	认知干预训练:音乐演奏训练、单词学习、钟表记忆绘画训练、心理健康状态的干预,每周 2 次,每次 30 分钟	不进行任何认知及心理干预措施	3
Batterham 等	ICU 脓毒症和创伤患者	29	30	物理治疗师指导监督的中等强度运动,每周 2 次,每次 30 分钟,每次外加一组无监督指导的同等强度运动	常规运动方案	2.25
Battle 等	综合 ICU 患者	30	30	在门诊健身房,物理治疗师指导监督运动,每周 2 次,根据患者运动能力确定运动时间,回家后完成运动计划	不定期为患者提供门诊服务和社区锻炼计划	1.75
Connolly 等	ICU 获得性衰弱患者	10	10	按照运动方案,物理治疗师在门诊指导监督患者运动,每周 2 次,每次 40 分钟,每周自我完成同等强度运动	每周电话随访患者 1 次	3
Cuthbertson 等	综合 ICU 患者	143	143	基于康复计划手册和患者需求,物理治疗师和 ICU 护士为患者提供出院后物理治疗、心理服务等,持续 3 个月	无 ICU 护士服务,由全科医生和基层医院医师随访	6、12
Elliott 等	ICU 住院时间 >48 小时患者	97	98	第 1、3、6 周物理治疗师上门为患者提供个性化的训练指导,并提供训练手册,每次 60~90 分钟,第 2、4、5 和 7 周电话随访	常规社区护理服务,社区医生按规定家访	2
Garrouste-Orgeas 等	ICU 机械通气时间 >48 小时患者	164	175	出院前指导患者阅读 ICU 日记,出院后将 ICU 日记邮寄给患者	常规护理,无 ICU 日记干预	3

研究者	患者特征	样本量		干预措施		随访时间/个月
		试验组/例	对照组/例	试验组	对照组	
Hernández 等	综合 ICU 患者	110	121	基于康复计划手册和患者需求,物理治疗师和 ICU 护士为患者提供出院后物理治疗、心理服务等,持续 3 个月	无 ICU 护士服务,由全科医生和基层医院医师随访	6、12
Jackson 等	内科、外科 ICU 患者	13	8	运用远程医疗进行认知训练、康复运动、功能康复等 ICU 后多学科康复计划,6 次面对面访问和 6 次视频访问,持续 12 周	非系统的康复治疗	3
Jensen 等	ICU 住院时间 >48 小时患者	190	196	根据患者需求,护士为患者提供个性化心理、认知和运动等,提供健康信息手册	常规 ICU 治疗,出院后无随访	12
罗利等	综合 ICU 患者	52	52	出 ICU 后 1 个月阅读 ICU 日记,展示照片,并电话随访	常规健康教育方式	3
Nielsen 等	综合 ICU 患者	26	32	转出 ICU 后,家属指导患者阅读 ICU 日记,并展示照片	常规护理,无 ICU 日记干预	3
Kredentser 等	综合 ICU 患者	26	13	转出 ICU 后 1 个月或直至患者意识恢复,指导患者阅读 ICU 日记,并提供心理健康教育手册	常规护理,无 ICU 后健康教育与心理支持	3
Jones 等	ICU 住院时间 >72 小时患者	69	57	3 次电话随访和门诊预约,外加进行 6 周的自主康复	3 次电话随访和门诊预约	2
Jones 等	ICU 住院时间 >5 天患者	22	20	提供 ICU 后康复手册,并在 ICU 后门诊根据患者情况进行监督式理疗和运动康复等,每周 3 次,为期 6 周	利用 ICU 后康复手册自我训练或不借助手册	3
Kalfon 等	综合 ICU 患者	344	475	每月随访评估患者,并根据评估结果为患者制定个性化的 ICU 后康复计划	不接受试验组的随访服务	12
Knowles 等	综合 ICU 患者	18	18	护士采用 ICU 日记随访患者,指导其阅读 ICU 日记,并回答患者问题,每周 1 次,每次 60 分钟	不采用 ICU 日记进行随访	1

续表

| 研究者 | 患者特征 | 样本量 | | 干预措施 | | 随访时间 / 个月 |
		试验组 / 例	对照组 / 例	试验组	对照组	
McDowell 等	综合 ICU 患者	30	30	接受每周 2 次有监督的个性化的 ICU 后康复运动计划,外加每周 1 次无监督的同等强度锻炼,持续 6 周	无出院后随访服务	6
McWilliams 等	机械通气时间 >5 天患者	30	33	以门诊为基础,为患者提供每周 3 次,每次 20 分钟强化运动训练,外加每次 1 小时健康教育	无出院后随访服务	2~2.5
Schmidt 等	ICU 脓毒症患者	148	142	进行个案管理,护士教会患者监测并管理自我症状,并根据患者症状采取应对措施;提供脓毒症健康手册,每月电话随访 1 次,提供信息支持	常规出院宣教,出院后无信息支持和随访	12
Wade 等	综合 ICU 患者	344	446	认知心理干预,每周 1 次,每次 30 分钟;根据健康宣教手册患者自行进行放松训练或分享康复故事	常规护理	6
Walsh 等	内科、外科 ICU 患者	120	120	持续监测患者症状,由专职康复医师提供更高水平的物理治疗、运动锻炼、职业治疗、信息支持等	常规康复,并给予 ICU 康复手册	3
Jones 等	ICU 住院时间 >72 小时患者	162	160	出院后 1 个月,在门诊或患者家中指导患者阅读 ICU 日记,展示照片,并随访	常规护理,无 ICU 日记	3
Holmes 等	ICU 创伤患者	51	39	提供 ICU 后多学科个性化咨询服务,根据患者需要给予认知行为疗法,给予患者心理健康教育手册	无个性化咨询服务	3、6

(二) ICU 后随访的基本结构流程

ICU 后随访的基本结构流程如图 4-1 所示。

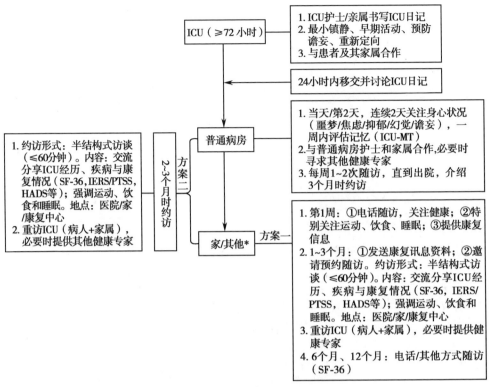

图 4-1　ICU 后随访的基本结构流程

注：* 其他医院或康复中心。

三、随访的时间

患者从 ICU 转到普通病房后由有经验的护士在 24 小时到 1 周内即进行病房随访，1 周内一般进行 1~2 次，但随访频次不受限制，可根据患者病情而定。

患者出院后常分别于第 1 周，1~3 个月进行电话随访和 ICU 门诊随访 / 重访ICU，以评估患者身心状况和家属的日常生活管理，了解患者疾病或康复轨迹。有许多研究在 3、6、12 个月时进行额外的追踪随访或电话随访，进一步评估患者的身心状况。ICU 后随访研究一般以 1 年为限，有研究进行了为期 2 年的跟踪随访。有研究建议，将 3 个月作为进一步 ICU 后随访研究的临界点。从 ICU 转到普通病房进行的随访一般以不超过 30 分钟为宜，最多不超过 1 小时，患者出院后的随访一般以 1 小时左右为宜。

四、随访效果

关于随访服务的研究结果差异较大,且样本量较小。Meta 分析结果显示,随访服务能降低重症患者创伤后应激障碍发生风险,减轻抑郁症状,改善其精神健康和认知状况。

参考文献

［1］徐书琦, 万瑾凌, 王学义, 等. 虚拟现实暴露疗法治疗创伤后应激障碍的 meta 分析 [J/OL]. 中国心理卫生杂志, 2021, 35 (9): 745-750.

［2］李珊珊, 梁宇, 潘志婷, 等. "后疫情时期" 新冠肺炎患者创伤后应激障碍现状及影响因素分析 [J]. 中国医院管理, 2021, 41 (8): 79-82.

［3］郅利聪, 张函. 焦点解决短期心理治疗对青少年家庭创伤后应激障碍的干预效果 [J]. 中国学校卫生, 2021, 42 (9): 1364-1368.

［4］焦凯丽, 王纯, 张宁. 创伤后应激障碍的认知行为治疗 [J]. 四川精神卫生, 2018, 31 (2): 97-100.

［5］薛文婷. 创伤后应激障碍的心理干预方法 [J]. 山西青年, 2019(15): 234-235.

［6］肖娜. 接纳承诺疗法在白血病患儿父母心理干预中的应用研究 [D]. 衡阳: 南华大学, 2018.

［7］何婷婷. 儿童游戏疗法理论概述与应用 [J]. 中小学心理健康教育, 2019(36): 57-59.

［8］POSSEMATO K, JOHNSON E M, EMERY J B, et al. A pilot study comparing peer supported web-based CBT to self-managed web CBT for primary care veterans with PTSD and hazardous alcohol use [J]. Psychiatr Rehabil J, 2019, 42 (3): 305-313.

［9］袁颖, 李素云, 张春丽, 等. 同伴支持在截肢病人康复中的应用进展 [J]. 护理研究, 2021, 35 (13): 2367-2370.

［10］HAINES K J, SEVIN C M, HIBBERT E, et al. Key mechanisms by which post-ICU activities can improve in-ICU care: results of the international THRIVE collaboratives [J]. Intensive Care Med, 2019, 45 (7): 939-947.

［11］马航霞, 杨梦, 林韦彤, 等. 国外同伴支持在 ICU 后综合征患者中的应用及启示 [J]. 中国护理管理, 2021, 21 (12): 1915-1918.

［12］张保艳, 吕多娇, 张倩, 等. 认知功能障碍训练的新进展 [J]. 中华物理医学与康复杂志, 2021, 43 (2): 187-189.

［13］赵东帅, 付蕊, 徐桂芝, 等. 重复经颅磁刺激治疗认知功能障碍的临床应用进展 [J]. 中华物理医学与康复杂志, 2019, 41 (10): 780-783.

［14］胡喜莲, 薛翠萍, 刘自双. 经颅直流电刺激辅助功能康复训练对帕金森病患者康复的效果 [J]. 中国老年学杂志, 2021, 41 (17): 3724-3727.

［15］雷幸幸, 顾彬, 宋鲁平. 经颅直流电刺激对老化和阿尔茨海默病认知功能影响的研究进展 [J]. 中国康复理论与实践, 2019, 25 (3): 255-260.

［16］马晓欢, 关红, 袁媛. 重症监护病房环境压力源研究进展 [J]. 中国临床护理, 2018, 10 (4): 360-363.

［17］马佳佳, 谢丰军, 田润, 等. ICU 环境压力源和认知情绪调节策略对 ICU 转出病人创伤后应激障碍的路径关系 [J]. 护理研究, 2020, 34 (10): 1727-1732.

［18］ROMANILLOS T, MANEJA R, VARGA D, et al. Protected Natural Areas: In Sickness and in Health [J]. Int J Environ Res Public Health, 2018, 15 (10): 2182.

［19］陈崇贤, 罗玮菁, 夏宇. 自然景观对老龄人群身心健康影响研究的荟萃分析 [J]. 风景园林, 2020, 27 (11): 90-95.

［20］UWAJEH P C, IYENDO T O, POLAY M. Therapeutic gardens as a design approach for optimising the healing environment of patients with Alzheimer′s disease and other dementias: A narrative review [J]. Explore (NY), 2019, 15 (5): 352-362.

［21］GERBER S M, JEITZINER M M, SÄNGER S D, et al. Comparing the Relaxing Effects of Different Virtual Reality Environments in the Intensive Care Unit: Observational Study [J]. JMIR Perioper Med, 2019, 2 (2): e15579.

［22］GERBER S M, JEITZINER M M, KNOBEL S E J, et al. Perception and Performance on a Virtual Reality Cognitive Stimulation for Use in the Intensive Care Unit: A Nonrandomized Trial in Critically Ill Patients [J]. Front Med (Lausanne), 2019, 6: 287.

［23］谢娟娟. 虚拟综合认知干预在轻中度阿尔茨海默病患者中的应用研究 [D]. 湖州: 湖州师范学院, 2021.

［24］薛静刚, 秦金. 轻度认知障碍患者康复训练中虚拟现实技术的应用效果分析 [J]. 中国全科医学, 2021, 24 (S1): 110-112.

［25］赵荣荣, 李谷维, 郭冲, 等. 虚拟现实技术在轻度认知障碍患者认知康复训练中的应用 [J]. 神经损伤与功能重建, 2021, 16 (10): 590-592.

［26］李晨曦, 尚云峰, 王丽云, 等. 计算机认知训练对轻度认知障碍老年人认知功能的影响研究 [J]. 中华护理杂志, 2021, 56 (5): 667-673.

［27］王蒙, 杨荔慧, 王明霞, 等. 计算机化认知功能训练对轻度认知功能障碍老年人的干预效果研究 [J]. 解放军医学院学报, 2021, 42 (5): 504-508.

［28］刘鹏程, 陆娟. 护士主导的 ICU 后随访的临床应用进展 [J]. 护士进修杂志, 2020, 35 (1): 39-43.

［29］JÓNASDÓTTIR R J, JÓNSDÓTTIR H, GUDMUNDSDOTTIR B, et al. Psychological recovery after intensive care: Outcomes of a long-term quasi-experimental study of structured nurse-led follow-up [J]. Intensive Crit Care Nurs, 2018, 44: 59-66.

［30］JÓNASDÓTTIR R J, JONES C, SIGURDSSON G H, et al. Structured nurse-led follow-up for patients after discharge from the intensive care unit: Prospective quasi-experimental study [J]. J Adv Nurs, 2018, 74 (3): 709-723.

［31］姚丽, 曾林, 王盛均, 等. 随访服务对重症患者影响的 Meta 分析 [J]. 中华护理杂志, 2021, 56 (3): 368-375.

二维码资源获取步骤

❶ 扫描封底红标二维码,获取图书"使用说明"。

❷ 揭开红标,扫描绿标激活码,注册 / 登录人卫账号获取数字资源。

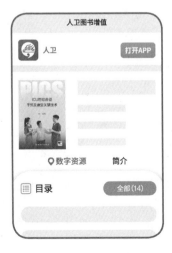

❸ 扫描书内二维码或封底绿标激活码随时查看数字资源。

❹ 下载应用或登录 zengzhi.ipmph.com 体验更多功能和服务。

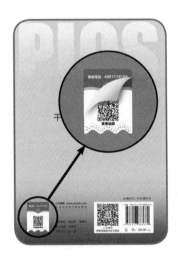

扫描下载应用

客户服务热线
400-111-8166